Bartrow

Starke Knie

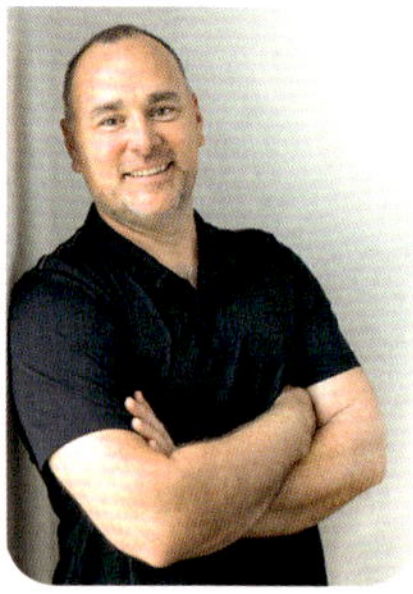

Kay Bartrow ist Erfolgsautor, renommierter Physiotherapeut, Dozent in der medizinischen Fort- und Weiterbildung und Gesundheitsberater. Seine Bücher »Blackroll«, »Lucky Feet«, »Starke Schulter«, „Der schmerzfreie Rücken“ und »Das Arthrose-Selbsthilfe-Buch« sind alle bei TRIAS erschienen und helfen vielen Menschen, körper- und gesundheitsbewusster zu trainieren.

Häufig sind die Menisken und Bänder des Knies verletzt und verursachen Schmerzen. Jedoch sind etwa 80 Prozent aller Kniebeschwerden, so Kay Bartrow, ohne erkennbare Ursache ausgelöst. Veränderungen wie beispielsweise eine Arthrose tragen ebenfalls ihren Teil zu Kniebeschwerden bei. Die Arthrose selbst kann zwar nicht wegtrainiert werden, aber mit den richtigen Übungen können Sie Ihre Knie wieder belastbar und beweglich machen – ganz egal, welche Strukturen im Knie Ursache Ihrer Beschwerden sind. Mit dem einfachen Selbsttest und dem Übungsbaukasten haben Sie es selbst in der Hand und können auch ganz ohne Fachmann wieder kniefit werden.

Kay Bartrow

Starke Knie

Schmerzfrei und beweglich:
Gezielt üben bei Arthrose, Schmerzen und Verletzungen.

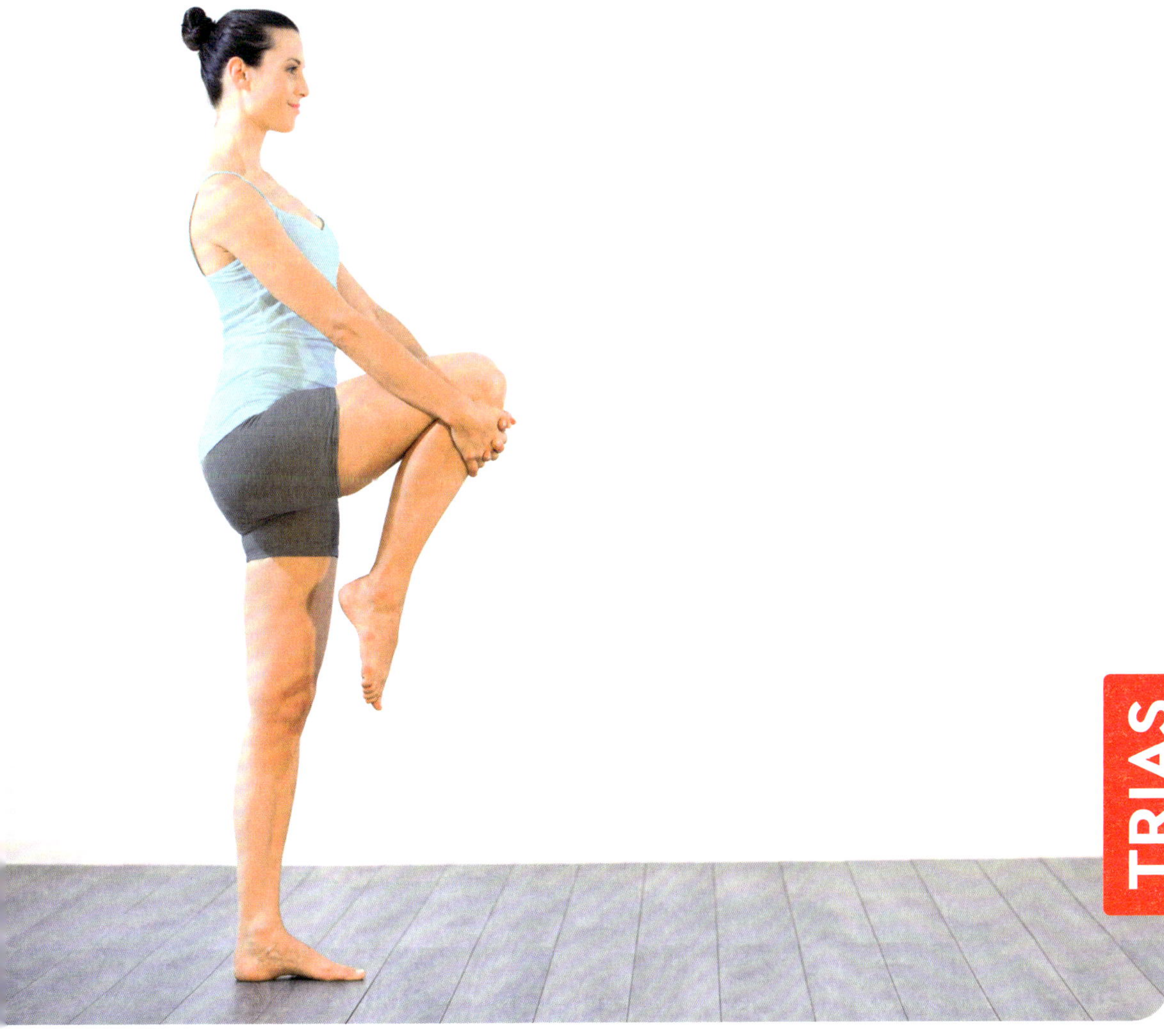

TRIAS

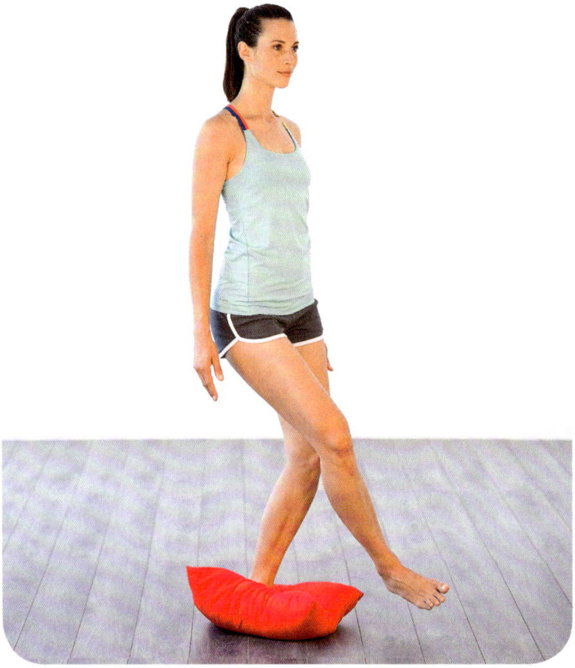

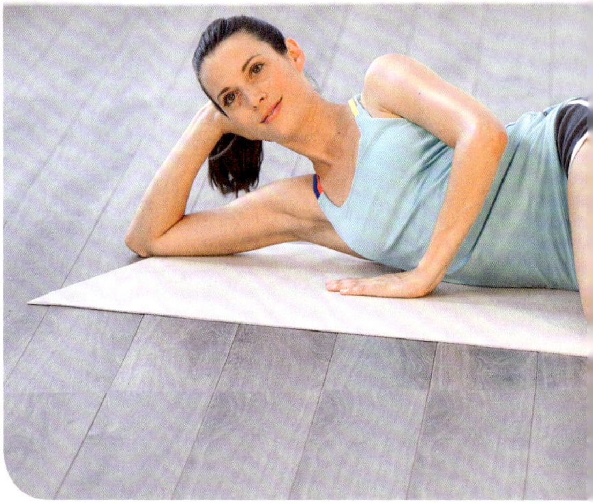

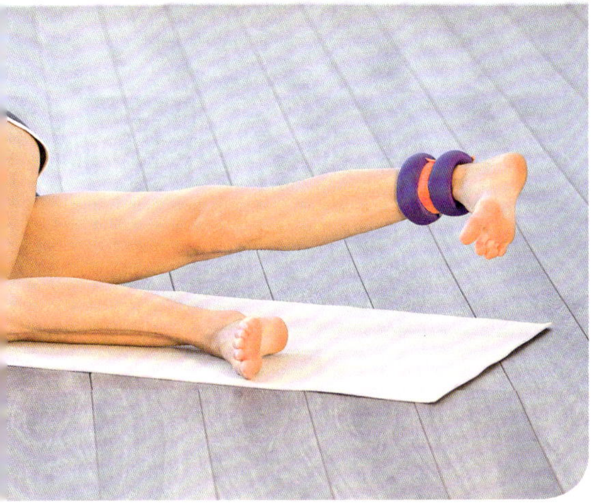

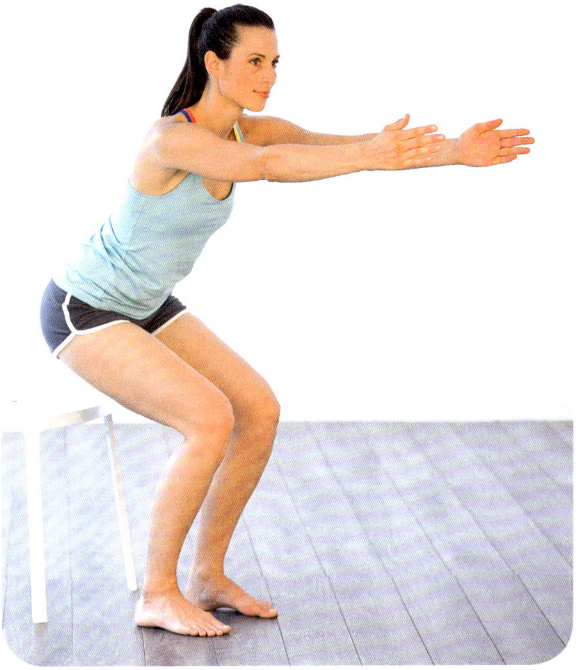

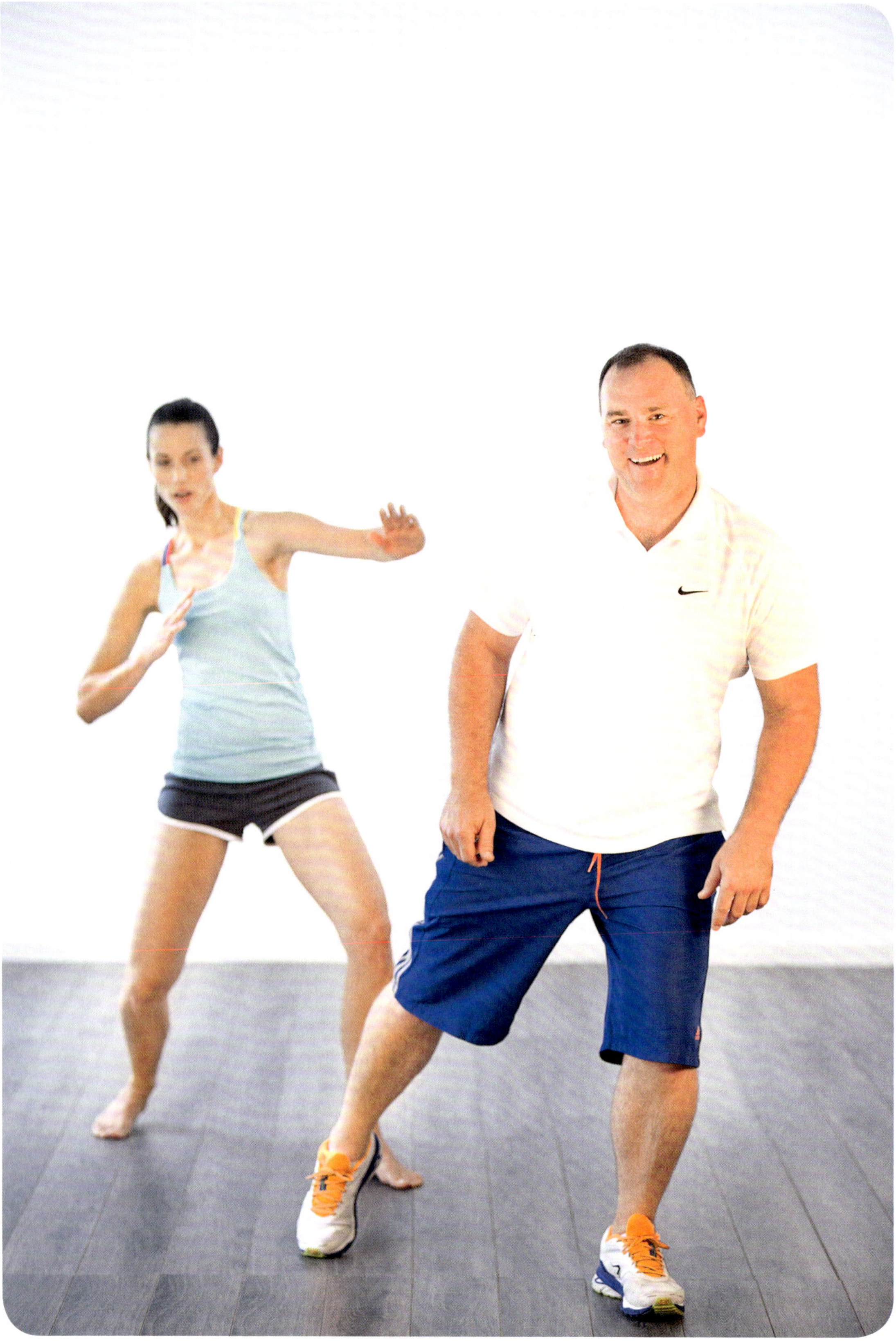

Liebe Leserin, lieber Leser!

Das Kniegelenk trägt uns durch den ganzen Tag, es geht dabei mit uns wahrlich durch dick und dünn. Manchmal reibt es im Kniegelenk, als sei Sand im Getriebe, oder es knackt, als breche ein Ast durch. Dann wieder klemmt es, wie eine Münze, die sich zwischen zwei Zahnrädern verfangen hat. Oder es wird dick wie ein Ballon und manchmal, ja manchmal, schmerzt es auch einfach. Das Kniegelenk kann ein richtiges Sorgenkind sein.

Dieses Buch bietet Ihnen vielfältige Inspirationen, umsetzbare Ideen, praktische Übungen und wichtige Informationen zum großen Gelenk, dem Knie. Im Hauptteil finden Sie viele praktisch erprobte Übungen, mit denen Sie Ihren Knien etwas Gutes tun können. Das Buch ist als Hilfe zur Selbsthilfe gedacht. Die Information soll Ihnen zeigen, wie es zu Schmerzen und Beschwerden im Knie kommen kann. Denn: Wissen über das, was da passiert, ist der erste, wenn nicht sogar der wichtigste Schritt, um Beschwerden zu verbessern. Nur wer die normale Funktion des Körpers (oder einer Körperregion) kennt, kann bestehende Störungen in der Funktion besser verstehen und einschätzen. Deshalb bietet Ihnen das Buch auch viele Informationen darüber, wie das Kniegelenk aufgebaut ist und funktioniert. Und dann beginnen Sie damit, zu üben und zu trainieren, verbessern so Ihre Ausgangssituation und finden darüber generell zu einem gesundheitsorientierten Verhalten im Alltag.

Aufgrund der vielfältigen Belastungen im Alltag, bei der Arbeit oder auch beim Sport hat die Funktionsfähigkeit des Kniegelenks eine wortwörtlich tragende Rolle für unsere Lebensqualität inne. Gerade deshalb ist es in der Praxis immer wieder eine besondere Herausforderung, Kniebeschwerden zu behandeln – was ohne aktive Mithilfe der Betroffenen nicht zu leisten ist.

Verstehen – testen – loslegen. Das ist der Dreischritt, um Ihr Knie wieder belastbar und funktionsfähig zu machen. In diesem Sinne wünsche ich Ihnen, dass dieses Buch auch für Sie eine echte Hilfe ist.

Ihr Kay Bartrow

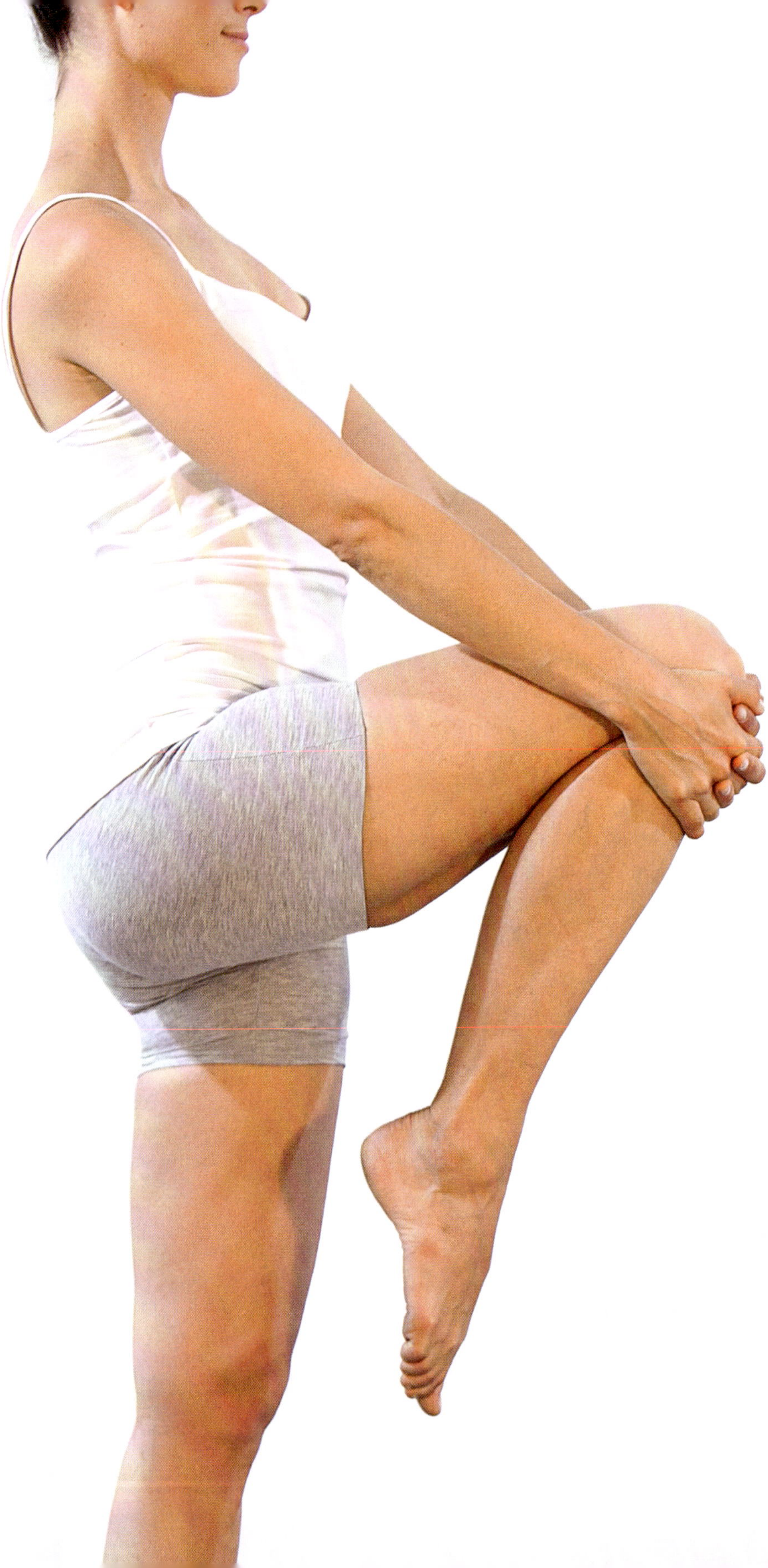

Starke Knie

Das Knie, so stark, so komplex – und gleichzeitig so anfällig. Beginnen Sie, Ihr Gelenk zu verstehen und begreifen Sie, wie Sie Ihre Beschwerden in den Griff bekommen können.

Das Knie – sein Steckbrief

Was hat das Kreuzband mit der Körperhaltung zu tun? Und was machen eigentlich die Menisken? Lernen Sie Strukturen des Knies besser kennen – und die Mechanismen, die sie einschränken.

Das Kniegelenk ist, rein formal betrachtet, das größte Gelenk des menschlichen Körpers. Funktionell ist es zudem eines der wichtigsten Gelenke, denn es trägt unseren Körper und ermöglicht uns das Gehen, sportliche Aktivitäten, das Hinsetzen und wieder Aufstehen oder hilft uns auch dabei, stabil zu bleiben auf einem wackeligen, unebenen Untergrund. Das Kniegelenk hat es wahrlich in sich. Es ist durch seine Größe und durch seine tragende Rolle allerdings auch ein sehr stark belastetes Gelenk. Und alle körperlichen Strukturen, die intensiv genutzt und belastet werden, haben leider die Tendenz, sich schnell eine Funktionsstörung oder gar eine Verletzung zuzuziehen.

Unter den Bausteinen des Kniegelenks finden sich Knochen (Ober- und Unterschenkel), Muskeln, Nerven, Bänder, Faszien und Knorpelgewebe. Diese Strukturen werden bei Bewegungen mehr oder weniger stark belastet und abgenutzt. Jede Belastung hinterlässt ihre Spuren an den Geweben. Wie stark diese Spur, wie Verletzung oder Veränderung ist, hängt immer von der Intensität der Nutzung ab.

Knie läuft nicht rund?

Die häufigsten Beschwerden am Kniegelenk sind Schmerzen, Störungen der Bewegung und Gelenkgeräusche. Diese Beschwerden treten entweder durch eine akute Verletzung oder durch chronische Überbelastung auf, aus der später eine Verletzung entstehen kann.

Schmerzen. Sie können von kleinen oder auch größeren Verletzungen herrühren. Kleinere Verletzungen treten an Bändern, Muskeln oder auch auf der Gelenkfläche (am Knorpel) auf. Das sind sogenannte Mikrotraumen. Sie entstehen z. B. beim Anschlagen des Kniegelenks an der Tischkante oder beim Verdrehen. Auch direkte Krafteinwirkung durch einen Schlag, Stoß oder Sturz – etwa beim Sport – kommen als Ursache infrage. Größere Verletzungen, wie Kno-

chenbrüche, Muskel- und Meniskusrisse oder Kreuzbandverletzungen, treten auch häufig auf. Manchmal ist dann eine Operation nötig, um die Situation zu verbessern.

Bewegungsstörungen. Sie sind oft eine direkte Folge von Verletzung und Schmerz. Einer Verletzung folgt der Schmerz und er löst die Funktionsstörung oder die Bewegungseinschränkung aus. Mit Schmerzen funktioniert unser Körper nun einmal nicht mehr zu 100 Prozent. Betroffen sind meist einzelne Bewegungsrichtungen: Sie können das Knie nicht mehr ganz anbeugen oder nicht mehr komplett strecken. Dafür können z. B. Meniskusverletzungen oder ein Knorpeldefekt ursächlich sein.

Gelenkgeräusche. Sie sind immer beunruhigend und v. a. ein Hinweis darauf, dass die Situation im Knie sich verändert hat. Wir unterscheiden zwei Gelenkgeräusche: Knacken und Reiben. Während das Knacken ein zeitlich und räumlich abgegrenztes Geräusch ist, dem meist größere mechanische Veränderungen (z. B. Meniskusverletzung, Kreuzbandriss oder größere Knorpeldefekte) zugrunde liegen, ist ein Gelenkreiben (ein Gefühl, als wäre Sand im Getriebe) eher ein Hinweis auf einen abbauenden (degenerativen) Prozess am Gelenkknorpel (Arthrose).

Daniela

Ein Schritt, und schon war das Knie verdreht.

»Ich wollte nur mal schnell die Wäsche im Garten abhängen, als ich beim Rückwärtsgehen über das Bobbycar meiner Tochter gestolpert bin. Dabei muss ich mir das Knie verdreht haben. Der einschießende Schmerz zeigte sofort, dass etwas Größeres passiert war. Am Abend war mein Kniegelenk zu einem großen Ballon angeschwollen und bei der ärztlichen Untersuchung wurden ein Innenbandriss und ein Meniskusriss festgestellt.«

Manuela

Erst rieb es nur, nun schmerzt es.

»Als ich mich vor zwei Monaten zu meiner Tochter auf den Boden setzen wollte, hörte ich dieses harte Reiben im linken Knie das erste Mal. Seither ist es bei jedem In-die-Hocke-Gehen dabei und es wird eher schlimmer. Es hört sich an, als hätte ich groben Sand im Gelenk. Mittlerweile schmerzt es auch schon.«

Johannes

Gestoppt und weggerutscht …

»Es passierte auf dem Tennisplatz, als ich einen Stoppball erlaufen wollte. Es

blieb beim Gedanken – denn mein Standbein rutschte weg, ich knickte im Kniegelenk ein und verletzte mir dabei die Innenbänder.«

Anita

Ich schlug mit dem Knie auf dem Boden auf.

»Ich stand mitten in der Garage auf der Trittleiter, um an der Lampe die Glühbirne auszutauschen, als mein Mann mit dem Auto in die Garage fahren wollte. Er konnte zwar noch rechtzeitig bremsen, aber ich erschrak dermaßen, dass ich von der Leiter fiel und mit der rechten Kniescheibe auf den Fliesenboden knallte. Die Kniescheibe brach der Länge nach durch und seither wechselt mein Mann alle Glühbirnen im Haus.«

Wer ist wer im Kniegelenk?

Einer der wichtigsten Dreh- und Angelpunkte, um z. B. Beweglichkeit, Kraftübertragung und Elastizität durch Üben und Trainieren zu verbessern, ist das Verständnis für den Aufbau und die normalen Funktionen des Kniegelenks. Das Knie besteht aus vielen Strukturen und Bauteilen. Hier treffen sich die Knochen von Ober- und Unterschenkel. Muskeln und Sehnen laufen zusammen und schützen, bzw. stabilisieren die Gelenkstrukturen. Nerven kreuzen diese Bahnen und versorgen mit ihren Impulsen die Gewebe mit wichtigen Reizen für die Aktivität. Das Kniegelenk stellt, als Mittelgelenk zwischen Fußgelenken und Hüftgelenk, ein sogenanntes Kompromissgelenk dar. Es sucht und fordert mit jeder alltäglichen Bewegung geradezu die Gratwanderung zwischen Beweglichkeit und Stabilität. Dabei ist Balance statt Tendenz gefragt: Zu viel Beweglichkeit geht immer zulasten der Stabilität, umgekehrt reduziert zu viel Stabilität die Beweglichkeit. Ist das Verhältnis nicht ausgewogen, können Störungen der Gelenkfunktionen auftreten. Ein ausgeglichenes Verhältnis muss also das Ziel eines jeden Trainings sein. Eine optimale Auswahl der Übungen stellt die Balance zwischen ausreichender Stabilität bei allen Bewegungen und normaler Bewegungsreichweite (also einer normalen Beweglichkeit) wieder her.

Die Form bestimmt die Funktion und die Funktion beeinflusst die Form. Diese Gesetzmäßigkeit gilt für alle Bauteile des menschlichen Körpers. Wenn also Form und Funktion immer voneinander abhängen und sich gegenseitig beeinflussen, ist eine kleine Grundkenntnis über den anatomischen Aufbau und die Funktionen sehr nützlich.

Starke Knochen

In der Knieregion finden sich vier knöcherne Strukturen: der Oberschenkel (Femur), die Kniescheibe (Patella) und die beiden Unterschenkelknochen Schienbein (Tibia) und Wadenbein (Fibula). Der Oberschenkelknochen ist der größte Knochen des menschlichen Körpers. Er wird bis zu 55 Zentimeter lang – damit macht er etwa ein Viertel der gesamten Körperlänge aus. Der Oberschenkelknochen ist auch der tragfähigste: Er kann bis zu 1,5 Tonnen Gewicht tragen. Obwohl er so enorm belastbar ist, ist er häufig an seinen gelenkigen Verbindungen von Abnutzung und Funktionsstörungen betroffen. Die meisten Störungen treten dabei infolge dauerhafter Überbelastung oder nach akuter Verletzung auf.

Gelenke im Gelenk

Diese vier »Knieknochen« schließen sich zu drei Gelenken zum Kniekomplex zusammen. Das eigentliche Kniegelenk (Artikulatio genus) bilden Oberschenkelknochen und Schienbein. Das zweite wichtige Gelenk liegt zwischen der Kniescheibe und dem Oberschenkel (patellofemorales Gelenk). Das dritte Gelenk, zwischen Waden- und Schienbein (tibiofibulares Gelenk), ist selten von Funktionsstörungen betroffen, da es kein Gewicht tragen muss.

Die häufigsten Probleme ergeben sich in den hauptsächlich durch das Körpergewicht und die Gewichtskraft belasteten Gelenken: dem Kniegelenk und dem Kniescheibengelenk. Dort toben die Alltagskräfte: Das Kniegelenk ist stets der Kraft des eigenen Körpergewichtes ausgesetzt und im Kniescheibengelenk versuchen sich die Kräfte der Muskeln bei allen Bewegungen (in Alltag, Arbeit oder Sport) die Waage zu halten.

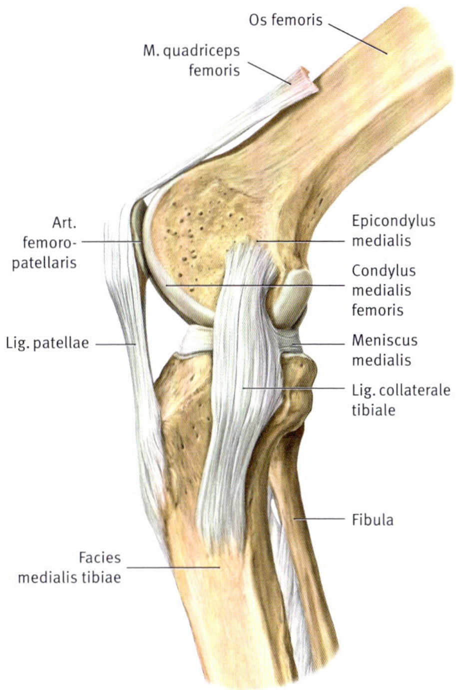

Die knöchernen Anteile des Kniegelenks.

Wie das Kniegelenk arbeitet

Als Mittelgelenk (zwischen Fuß- und Hüftgelenk) ist das Knie für eine optimale Beinachse verantwortlich, dann stehen Ober-, und Unterschenkel nahezu gerade aufeinander. Weicht das Knie zu weit nach innen ab, entsteht häufig eine knöcherne Fehlstellung: das X-Bein (Genu valgum). Steht das Kniegelenk hingegen zu weit nach außen, entsteht das O-Bein (Genu varum). Durch solche Haltungsveränderungen werden die Gelenkflächen verstärkt belastet und im Laufe der Zeit abgebaut – eine Arthrose entsteht.

Das Kniegelenk hat verschiedene Freiheitsgrade, um die es sich bewegen kann – beugen, strecken und, in gebeugtem Zustand, auch drehen. Bei einer Drehbewegung dreht der Unterschenkel (bei fixiertem Oberschenkel) nach innen oder nach außen. Dabei gilt: Je gebeugter das Knie ist, desto mehr Bewegungsfreiheit hat es. Das können Sie ausprobieren: Bei fast gestrecktem Bein ist kaum Spiel im Kniegelenk. Sobald Sie das Bein beugen, ist Bewegung nach links und rechts in die Drehrichtung möglich. Aber: Gleichzeitig verliert das Knie an Stabilität. Und das heißt praktisch: Ist das Knie gebeugt, ist es verletzungsanfälliger. Deshalb ist z. B. Skifahren für das Knie sehr anspruchsvoll. In gebeugter Position braucht das Kniegelenk deshalb einen intakten und elastischen Kapsel-Band-Apparat, um sich zu stabilisieren. Auch die Muskeln um das Kniegelenk sind in gebeugter Haltung sehr stark gefordert, um die Stabilität zu gewährleisten.

Was macht das Kniescheibengelenk?

Die Kniescheibe verlagert sich bei Bewegungen gegen den Oberschenkel nach oben und unten. Sie hängt, von oben betrachtet, an einem Muskel am Oberschenkel (Quadrizepsmuskel), der das Kniegelenk streckt und von unten an einem Band (der Patellarsehne). So eingezurrt verbindet die Kniescheibe mit ihren Befestigungspunkten den Oberschenkel mit dem Unterschenkel. Die Kniescheibe wirkt als große »Umlenkrolle«. Sie überträgt die Kräfte, die bei einer Anspannung des Oberschenkelmuskels (Quadrizeps) entstehen, auf den Unterschenkel. Der bewegt sich dann in eine Streckung im Kniegelenk. Bewegt sich die Kniescheibe in ihrem Gleitlager normal, entstehen keine nachteiligen Effekte auf die Knorpel oder Sehnen. Bewegt sie sich jedoch nicht optimal, entstehen enorm hohe Reibungskräfte, die den Gelenkknorpel auf der Rückseite der Kniescheibe und im Gleitlager des Oberschenkelknochens immens belasten und auf Dauer abreiben und schädigen können. Auch darüber kann sich eine Arthrose entwickeln.

Das Innenleben des Knies

Im Inneren des Kniegelenks herrscht ein buntes Treiben: Da kreuzen sich im mittleren Bereich zwei Bandstrukturen (die Kreuzbänder – vorderes und hinteres) und auf dem Plateau des Unterschenkels liegen zwei sichel- oder mondförmige Gebilde: die Menisken (Innen- und Außenmeniskus).

Meniskus und Kreuzband

Die Menisken, die direkt auf der Gelenkfläche liegen (zwischen Ober- und Unterschenkel), haben eine Puffer- und Stoßdämpferfunktion, damit schützen sie die Knorpelzone und reduzieren Druckkräfte im Gelenkspalt. Zudem sorgen sie dafür, dass Ober- und Unterschenkel bei Bewegungen, z. B. in Beugung, optimal aufeinander passen. Die Kreuzbänder in der Kniemitte sorgen eher für Stabilität während einer Bewegung. Sie verhindern, dass sich der Unterschenkel zu weit nach vorn oder nach hinten bewegt und halten so das Knie in allen Lebenslagen, im wahrsten Sinne des Wortes, zusammen.

Die Muskeln des Knies

Im Wesentlichen agieren am Kniegelenk Beugemuskeln (auf der Oberschenkelrückseite gelegen: die Ischiokruralmuskulatur) und Streckmuskeln (auf der Oberschenkelvorderseite: die Quadrizepsmuskulatur). Die einen beugen das Kniegelenk, die anderen strecken es. Zugleich haben diese Muskeln eine rotatorische Funktion, d. h., sie können den Unterschenkel auch nach innen und außen drehen. Die Kniemuskeln des Oberschenkels verbinden zudem das Knie mit der Hüfte und dem Becken. Da das Knie zwischen Hüft- und Fußgelenken liegt, beeinflussen sich die Gelenke auch immer gegenseitig. Über diese Achse können sich Funktionsstörungen der Hüfte und der Fußgelenke auch auf das Kniegelenk auswirken – und umgekehrt.

Die Muskeln des Unterschenkels. Auch die Muskeln des Unterschenkels gehören zum Kniegelenk, allen voran natürlich die Wadenmuskulatur (Musculus gastrocnemius) und die Schienbeinmuskulatur. Diese Muskeln verbinden den Kniekomplex mit den Fußgelenken und sorgen in dieser Zusammenarbeit für ein optimales Gleichgewicht und für eine Verteilung der Belastung beim Gehen und beim Sport.

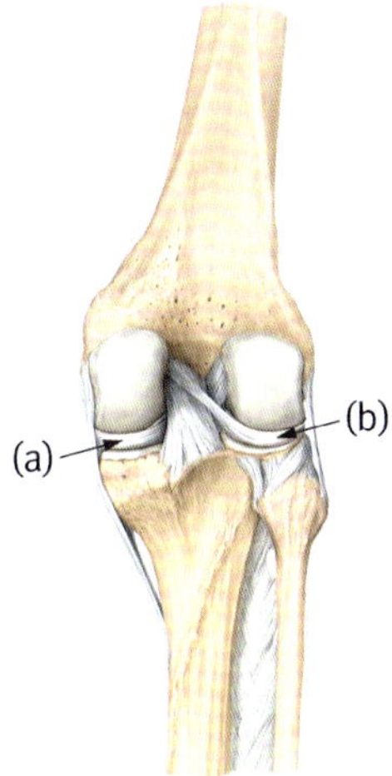

1

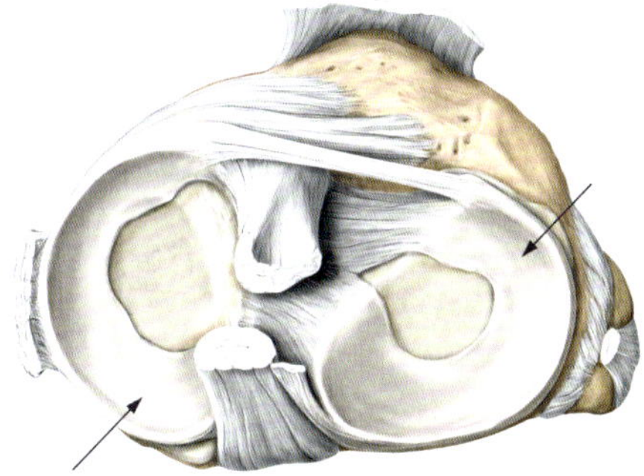

2

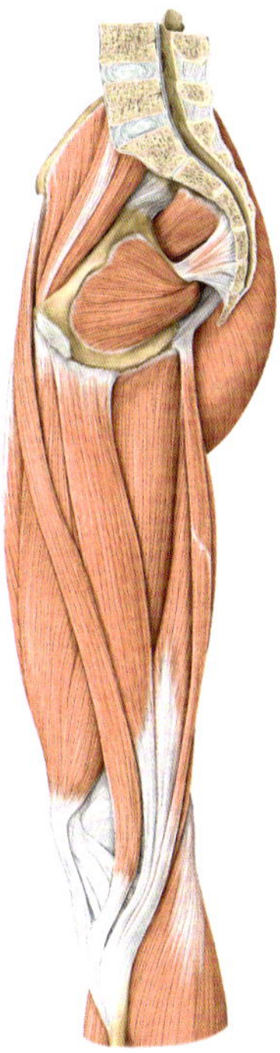

3

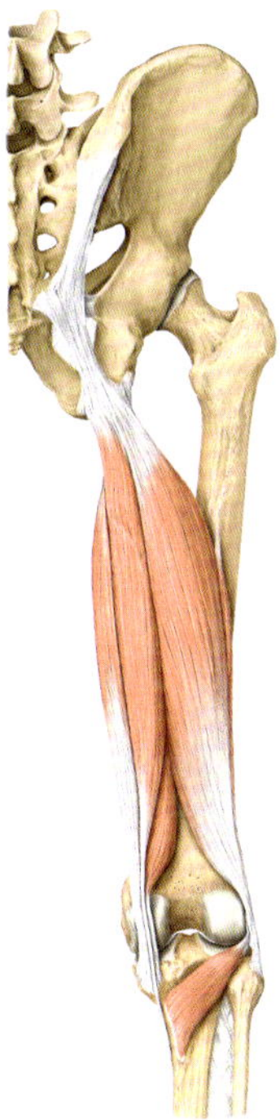

4

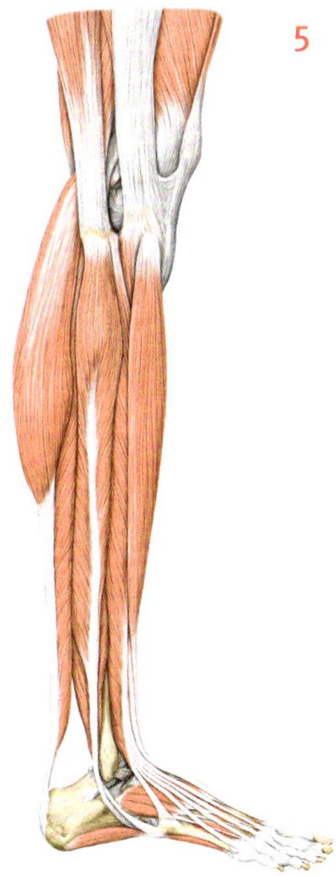

5

1 Die beiden Kreuzbänder, vorderes (a) und hinteres (b).
2 Die Menisken liegen auf der Gelenkfläche des Unterschenkels.
3 Die Quadrizepsmuskulatur an der Oberschenkelvorderseite streckt das Knie.
4 Die Ischiokruralmuskulatur an der Oberschenkelrückseite beugt das Knie.
5 Die Muskeln des Unterschenkels – der Wade und des Schienenbeins.

Die Aufgabe der Muskeln. Muskeln haben viele Funktionen. Vor allem sind Muskeln der Antrieb unseres Bewegungsapparates, sie sind aktive und bewegliche Strukturen. Spannen sich Muskeln an, werden sie kürzer – sie kontrahieren und werden dicker. Probieren Sie es aus: Beugen Sie den Arm und spannen Sie den Oberarm an. Sie sehen, dass der Muskel (M. biceps) auf der Oberseite (besser: Vorderseite) dicker wird. Diese Fähigkeit, die Form durch Anspannung verändern zu können (Deformationsfähigkeit), ist besonders wichtig.

Damit der Muskel arbeiten kann, muss er Impulse (Befehle/Reize) aus dem Nervensystem erhalten. Diese Reize geben ihm letztlich das Signal zur Anspannung. Diese Spannung muss der Muskel eine bestimmte Zeit aufrechterhalten können, und zwar so lange, wie es für die gewünschte Aktivität nötig ist. Geht die Kraft vorher aus, müssen Sie Ihre Aktivitäten wegen Ermüdung oder der Erschöpfung vorher aufgeben. In solchen Fällen ist ein aktivierendes Ausdauertraining sehr effektiv.

Nach getaner Arbeit muss sich ein Muskel aber auch wieder entspannen können. Und zwar gezielt und kontrolliert. Denn bei einer unkontrollierten Entspannung (z.B. ruckartiges Loslassen einer Spannung) steigt wieder das Verletzungsrisiko. Hintergrund: Bei einer solchen »Entladung« werden auch Kräfte frei, die Schaden anrichten können – auch wenn diese Kraftfreisetzung nach außen nicht sichtbar ist. Z.B. das Trainieren an der Beinstreckmaschine im Fitness-Studio: Lassen Sie das Gewicht zu schnell/ ruckartig nach unten fallen, kann es zu Muskelzerrungen oder auch kleineren Muskelfaserrissen kommen.

Die Bänder – innen und außen

Neben den Kreuzbändern (hinteres und vorderes) sorgen v.a. das Innen- und Außenband im Kniegelenk für Stabilität. Beide Strukturen sind sog. Stabilisationsbänder. Sie stabilisieren das Kniegelenk bei allen Bewegungen und verhindern zu große Gelenkbewegungen, die schädigen könnten, und schützen so das Knie vor Verletzungen.

Außen- und Innenband des Knies.

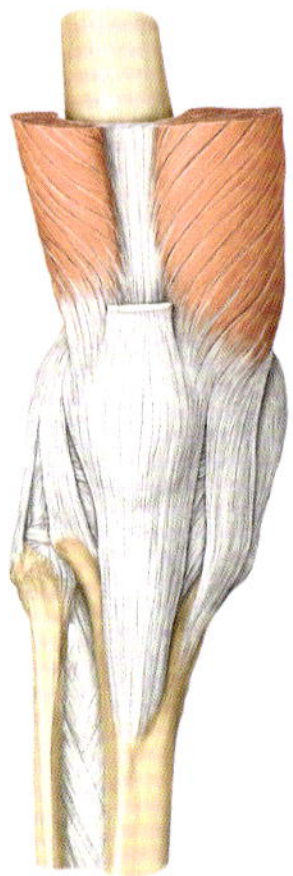

Auch die Kniescheibe ist in Bandstrukturen eingebettet. Sie führen sie bei Bewegung.

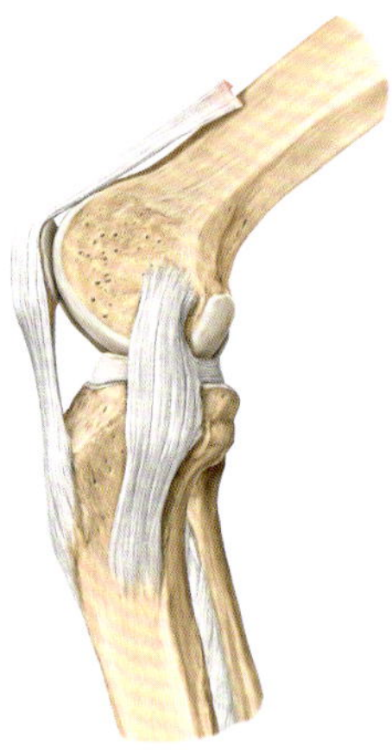

Was die Bänder leisten. Die Bänder stabilisieren das Kniegelenk und sollen Verletzungen verhindern. Das Außenband verbindet den Oberschenkel mit dem Wadenbein und verhindert, dass der Unterschenkel seitlich nach innen knickt. Das Innenband verbindet den Oberschenkel mit dem Schienbein. Es hat faserige Verbindungen zum Innenmeniskus und zum vorderen Kreuzband. Das Innenband verhindert, dass der Unterschenkel seitlich nach außen knickt. Zudem strafft es die Fasern des vorderen Kreuzbandes und des Innenmeniskus durch die faserigen Verbindungen bei allen Bewegungen des Kniegelenkes. Ist das Innenband verletzt, kommt es aufgrund der Faserverbindungen häufig zusätzlich zu Begleitverletzungen am Innenmeniskus und/oder am vorderen Kreuzband.

Haltung und Belastung – Achse und Statik

Die Körperhaltung ist eine dynamische und sehr variable Erscheinung – auch für das Kniegelenk. Wir nutzen im Tagesverlauf meist verschiedene Haltungen – je nach Aktivität. Für das Kniegelenk ist bedeutsam, ob wir unsere Knie in der jeweiligen Körperhaltung beugen oder gestreckt halten. Danach richtet sich auch im Wesentlichen die Intensität der Belastungen, die das Kniegelenk treffen können. Unsere Haltung ist zudem noch von vielen weiteren Faktoren abhängig, z. B. von der Tätigkeit, die wir gerade ausüben, dem Trainingszustand unseres Körpers, der allgemeinen Beweglichkeit unserer Kniegelenke sowie unserer Tages- oder Gemütsverfassung.

Aber auch Beschwerden und Schmerzen, oder schlichtweg unsere Bewegungsgewohnheiten, prägen unsere Haltung. Gut ist, wenn wir bei unseren üblichen Haltungen viele Varianten haben. Denn das macht die Belastung für die Knie gewissermaßen abwechslungsreich – und damit erholsamer. Nicht so gut ist, wenn wir immer wieder dieselben Körperhaltungen einnehmen (z. B. kniende Positionen, eine starke X-Bein-Stellung oder lange Zeit in der Hocke bleiben). Das bedeutet für das Knie eine einseitige Belastung – und das ist eher schädlich.

Die »normale« Haltung

Für das Kniegelenk gibt es eine sogenannte normale Haltung, sie garantiert bestmögliche Funktion und verteilt die Belastung optimal. Das heißt, Bewegung und Belastung bewirken dann die geringsten negativen Veränderungen an den Kniegelenken. Aber diese normale Haltung zu finden, ist nicht ganz einfach, denn sie setzt sich aus vielen, individuellen Teilen zusammen: Wie ist Ihr Körperbau? Was sind Ihre momentanen Schwächen oder Beschwerden? Was sind Ihre üblichen körperlichen Anforderungen im Alltag? Daraus folgt auch, dass es eine einzige richtige Körperhaltung oder eine einzige gute Gelenkposition für die Kniegelenke nicht geben kann. Ein Gärtner oder eine Fitnesstrainerin braucht andere Körperhaltungen als eine Sekretärin oder eine Hausfrau.

Um beurteilen zu können, wie sich die individuelle Körpermechanik auf die Kniegelenke auswirkt, betrachten wir zunächst den aufrechten Stand. Denn im Stehen stellen sich die Zusammenhänge zwischen den Beingelenken (Hüfte, Knie und Fuß) über die verbindende Beinachse am besten dar.

Kennzeichen des normalen Standes sind:

- Der Oberkörper ist aufgerichtet,
- das Becken steht mittig aufgerichtet,

- die Knie stehen unter den Hüftgelenken,
- die Knie sind in einer leichten Beugung,
- die Füße zeigen leicht nach außen,
- normal stehen Fußgelenke, Kniegelenk und Hüftgelenk senkrecht übereinander.

Häufige Abweichungen sind meist eine veränderte Beinachse. Das heißt, die Fußgelenke, Kniegelenke und die Hüftgelenke stehen nicht in einer optimalen Achse übereinander. Weicht ein Gelenkkomplex aus dieser optimalen Achse ab, entstehen ungünstige Belastungen für die beteiligten Gelenke. Darüber entstehen oft X-Bein- oder O-Bein-Stellungen der Kniegelenke. Sie brauchen in der Regel eine spezielle Therapie und ein spezielles Training (Beinachsentraining). Dies stellt die optimalen mechanischen und funktionellen Verhältnisse wieder bestmöglich her.

Vergleichbares gilt für eine andere häufige Position im Alltag – das Sitzen. Auch im Sitzen können die Knie in einer permanenten Fehlpositionierung stehen und damit auf Dauer einer ungünstigen Gelenkbelastung ausgesetzt sein. Bei zu viel Beugung im Knie wird die Kniescheibe sehr stark in das Gelenk gepresst. Das steigert das Risiko einer Arthrose.

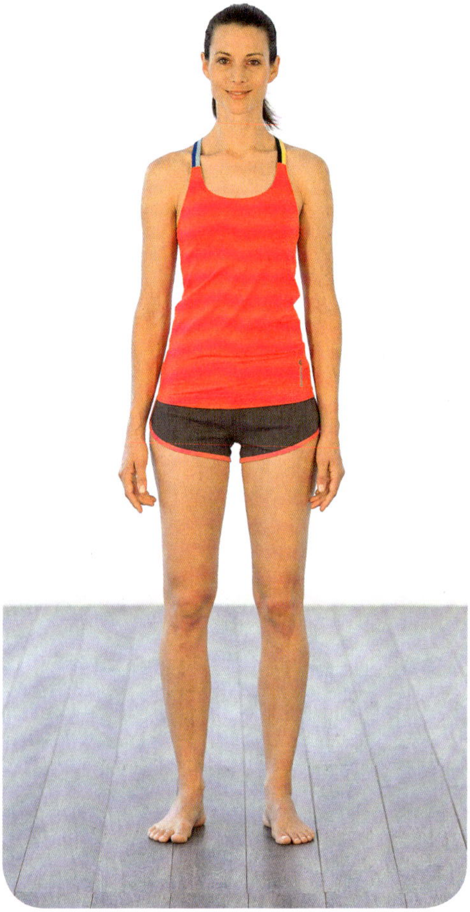

Stehen Sie gut?

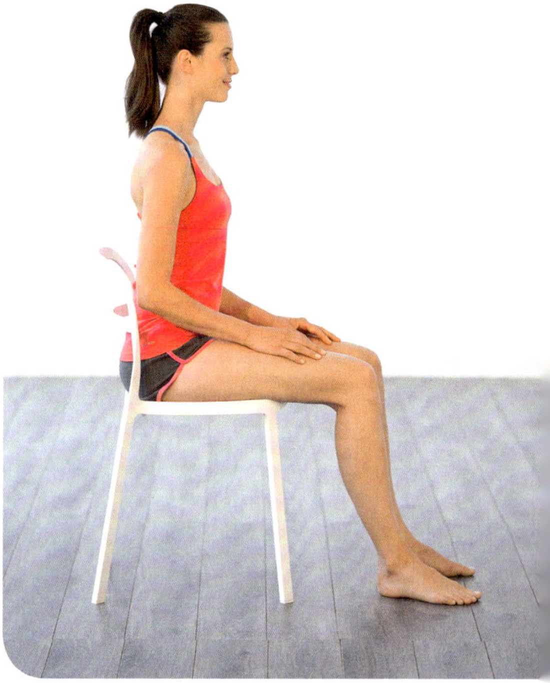

Die optimale Knieposition im Sitzen ist abhängig von der Körperhaltung.

Kennzeichen dieser Haltung sind:

- Der Oberkörper ist aufgerichtet,
- das Becken steht mittig aufgerichtet oder noch leicht nach vorn gekippt,
- die Knie stehen unter den Hüftgelenken,
- die Knie sind in einer leichten Beugung,
- die Füße zeigen leicht nach außen,
- normal stehen Fußgelenke, Kniegelenk und Hüftgelenk senkrecht übereinander.

Welche Abweichungen sind möglich? Z. B. zu weit nach vorn geschobene Knie – oder zu weit nach hinten gezogene Füße. Die Füße stehen etwa unter der Sitzfläche des Stuhls. Ragen die Knie also über die Zehen hinaus, so ist die Belastung für die Kniegelenke deutlich erhöht. Oder anders: Ist der Unterschenkel permanent nach außen oder innen gedreht, belastet das ebenfalls ungünstig die Kniegelenke und die Strukturen im Inneren (Meniskus, Kreuzbänder und Knorpelfläche).

Beide Körperhaltungen treten in jedem Alltag sehr häufig auf. Analysieren Sie Ihre eigene Körperhaltung im Stehen und Sitzen – das kann Ihnen viele wichtige Erkenntnisse über die reale Belastung der Kniegelenke bringen.

Ihre Chance: das Wechselspiel der Kräfte

Der menschliche Körper unterliegt tagtäglich vielerlei Kräften, denen es zu widerstehen gilt. Ein Beispiel: Der Erdanziehungskraft müssen wir uns durch aktive Muskelkraft ständig widersetzen. Die Aktivität der Muskeln überträgt dann wiederum Hebelkräfte auf die Gelenke. Schon diese ganz normale Haltearbeit des Körpers belastet unsere Gelenke und kann durch weitere Störungen bereits kleine Schäden anrichten.

Körper ausgeglichen belasten

Vermeiden Sie gleichbleibende Positionen und Winkelstellungen der Kniegelenke. Auch bei alltäglichen Aktivitäten, wie Gartenarbeit im Knien oder einseitige Belastungen beim Sport, sollten Sie auf ausreichende Veränderung der Bewegungen achten. Versuchen Sie, Abwechslung in die Liste Ihrer Aktivitäten zu bringen, und variieren Sie damit die Belastungen auf Ihren Bewegungsapparat und für Ihre Kniegelenke.

Die normale Last der Knie

Ist unsere Körperhaltung gut eingestellt, verteilen sich die Belastungen auf die größtmögliche Gelenkfläche aller Gelenkpartner (Unterschenkel/Oberschenkel). So entstehen keine übergroßen Belastungsspitzen auf einzelne Knorpelregionen. Ausschlaggebend dafür ist in erster Linie die Stellung der Beinachse. Stehen die Gelenke der Beine regelgerecht übereinander, entstehen kaum schädigende Belastungen. Weicht ein Gelenk stärker von dieser Achse ab, sind die Belastungen bei Bewegungen deutlich schwieriger zu kontrollieren.

Was Gelenke verändert

Gerade das Kniegelenk ist immensen Kräften in Alltag und Sport ausgesetzt. Es trägt das Körpergewicht und muss allen schnellen und ruckartigen Bewegungen und Belastungen (Treppen steigen, Start-Stop-Bewegungen, Drehungen) standhalten. Das geht auf Dauer nicht ohne Spuren am Kniegelenk vorbei. Im Laufe der Zeit kann es zu kleinen Verletzungen an den Bändern und Muskeln oder auch zu einer verstärkten Abnutzung der Gelenkknorpel kommen. Dabei wird die Knorpelfläche, die eigentlich das Gelenk und die Gelenkfläche des Knochens schützen soll, immer dünner. Auch können in der Knorpelfläche Risse und Lücken entstehen – dann erinnert der Gelenkknorpel an eine stark befahrene Straße mit Schlaglöchern. Und dieser Prozess geht weiter: Wird der Gelenkknorpel so abgebaut, gehen die täglichen Belastungen schließlich an die knöcherne Substanz. Das Ergebnis: Die Fehlbelastung deformiert den Knochen, die Gelenkfläche wird »entrundet«, es bilden sich Ecken und Kanten, die das Bewegen des Kniegelenkes verändern. Darüber können auch »Knirschen« oder »Knacken« auftreten.

Was Muskeln verändert

Muskulär betrachtet, verändert sich hauptsächlich die Spannung in den Beuge- und Streckmuskeln des Kniegelenks. Dabei unterscheiden wir primär zwei Gruppen von Muskelveränderungen und deren Effekte:

- Durch die Körperhaltung oder eine einseitige Gelenkposition können sich Muskeln zum einen eher annähern, d. h. die Muskeln werden mit der Zeit kürzer. Dadurch verlieren sie ihre Elastizität und Beweglichkeit. Darüber können sie bei bestimmten Bewegungen eher bremsend wirken und Bewegung verhindern. Meist verlieren diese Muskeln durch die Fehlhaltung auch an Kraft.
- Zum anderen können sich Muskeln so verändern, dass sie eher verlängert sind. Dann sind sie oft tendenziell in ihrer Kraft abgeschwächt. Sie verlernen regelrecht die Fähigkeit, normale Bewegungen durchzuführen, da sie seltener benutzt werden. Auf Dauer verliert der Muskel an Kraft.

Beide Veränderungen sind auf Dauer ungünstig für unseren Bewegungsapparat und beide Veränderungen kommen an den Muskeln des Kniegelenks häufig vor.

Was Nerven verändert

Immer wenn Muskeln ihre Spannung verändern, wenn sich für die Gelenke die Position und Beweglichkeit verändern, bleibt das nicht ohne Folgen für das Nervensystem. Nerven verlaufen durch unseren gesamten Körper und das in unmittelbarer Nachbarschaft zu Gelenken, Knochen und Muskeln. Deshalb sind Nerven immer auch den Veränderungen dieser Nachbarn ausgeliefert und müssen sich daran anpassen.

Wenn sich nun, durch Muskelspannung und Störungen in den Gelenken, die mechanischen Auswirkungen auf die Nerven verändern, können sich daraus Störungen ergeben, wie kribbeliges oder pelziges Empfinden, ausstrahlende Schmerzen oder auch Taubheitsgefühle in der Knieregion. Hintergrund: Sind die Muskeln verspannt, ist der Kontakt zwischen Nerv und umgebendem Muskel intensiver und mit verstärkter mechanischer Reibung verbunden.

Erkennen Sie Fehlhaltung und -belastung

Ihre eigenen Abweichungen in der Haltung geben Ihnen direkt erste Hinweise darauf, welche Bewegungsrichtung für Sie schwierig oder gar unangenehm sein könnte. Beispiele: Steht Ihr Unterschenkel z. B. vermehrt nach links gedreht, kann es sein, dass Sie im Knie eingeschränkt sind in der Drehbewegung nach rechts. Oder: Ist Ihr Kniegelenk verstärkt in einer seitlich eingeknickten

Stellung, fällt es Ihnen vielleicht schwer, das Knie zu beugen oder zu strecken. Haben Sie eine zu hohe Spannung in den Beugemuskeln des Kniegelenks, wird Sie das darin behindern, das Knie aktiv zu strecken.

Suchen Sie Ihre Abweichungen und vergleichen Sie sie die Auffälligkeiten mit Ihrem Bewegungstest. So können Sie gezielt dagegen anüben.

Ein kleines Glossar der Schwächen und Schäden

Fehlhaltung. Eine Fehlhaltung besteht dann, wenn sich in einer bestimmten Haltung eine Körperregion in einer ungünstigen Position zu den anderen Körperregionen befindet – was sich dann nachteilig auf diese Regionen auswirken kann. Eine Fehlhaltung ist häufig geprägt von den Gewohnheiten eines Menschen, was seine Bewegung und Haltung betrifft. Aber: Fehlhaltungen müssen nicht zwingend permanent vorhanden sein, sie können sich durchaus nur in bestimmten Aktivitäten oder Bewegungen zeigen. Fehlhaltungen, die sich auf das Knie auswirken, teilen sich in zwei Gruppen:

1. **Allgemeine Fehlhaltungen** (betreffen meist den gesamten Körper und wirken sich auf die Knie aus): Haltungsprobleme des Oberkörpers (und damit der Wirbelsäule oder des Beckens) wirken sich unweigerlich auf die Beine und damit auch auf die Kniegelenke aus. Beispiel: Ein zu starker Rundrücken oder ein übermäßig deutliches Hohlkreuz verändern die Beweglichkeit des Beckens und das beeinflusst die Beinachsen.
2. **Lokale Fehlhaltungen** (sie betreffen primär die Knie.): Fehlhaltungen der Kniegelenke sind oft ein Ergebnis davon, dass die Unterschenkel zu weit nach innen oder außen gedreht sind (Rotationsfehlhaltung) oder sie überstreckt sind. Häufig sind auch X- oder O-Beine.

Fehlbelastung. Oft resultieren Fehlbelastungen aus Fehlhaltungen. Sie können aber auch aus einer Überlastung oder einem ungewohnten Gebrauch heraus entstehen. Gemeinsam ist den Situationen, dass sie eine ungünstige Belastung für Gelenke, Muskeln, Nerven oder andere Strukturen sind.

Haltungsschwäche. Haltungsschwächen entstehen z. B. durch nicht balancierte Muskelkraft und lösen wiederum oft Fehlbelastungen aus. Sie sorgen dafür, dass einige Körperregionen oder einzelne Gelenke oder Muskeln über Gebühr benutzt und belastet werden. Das Ergebnis: Wenn einzelne Bauteile schwächer sind oder nicht optimal funktionieren, müssen andere Teile diese Schwäche kompensieren. Am Kniegelenk treten Schwächen häufig an der vorderen Oberschenkelmuskulatur auf. Das wiederum verändert die Bewegung der Kniescheibe und begünstigt Fehlbelastungen des Knies.

Haltungsschaden. Bestehen Fehlhaltungen, Fehlbelastungen oder auch Haltungsschwächen am Kniegelenk über einen längeren Zeitraum, ist es wahrscheinlich, dass sie auch die benachbarten Strukturen schädigen. Bei einem Haltungsschaden entstehen meist mit der Zeit kleinere Verletzungen in Muskeln, Sehnen oder im Bindegewebe. Und auch hier heißt es wieder: Treten Schäden an Gelenken auf, betrifft das meist die Knorpelflächen – und diese Schäden sind häufig irreversibel (Knorpelschaden mit folgender Arthrose). Durch Ausweichen und Schonhaltungen werden oft auch die Hüftgelenke involviert.

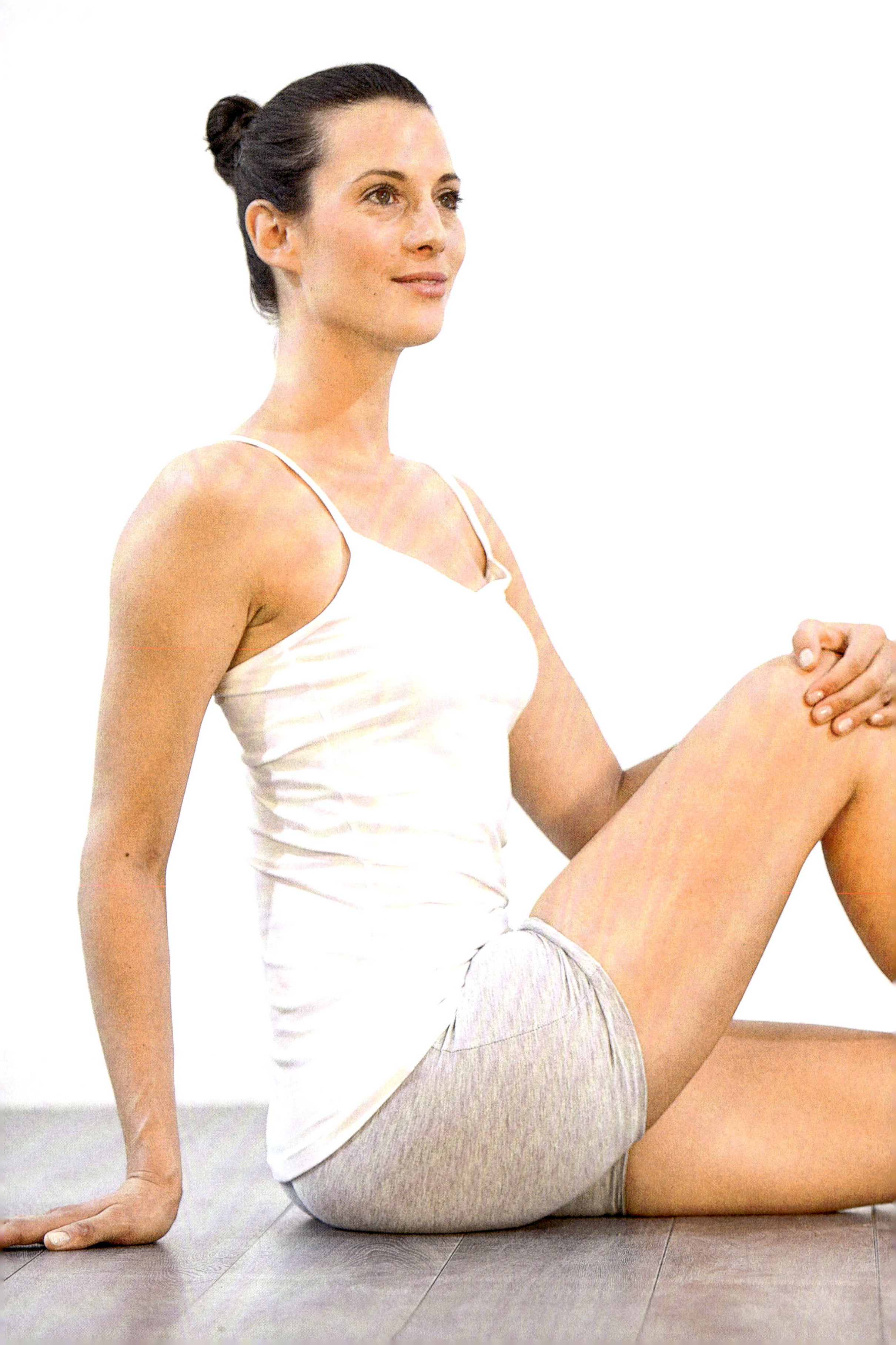

Identifizieren Sie Ihre Schwachstellen

Genie und Wahnsinn, aber auch eine Funktion und ihre Störung, liegen oft ganz nah beieinander. Kommen Sie dem Grund für Ihre Symptome so langsam auf die Spur.

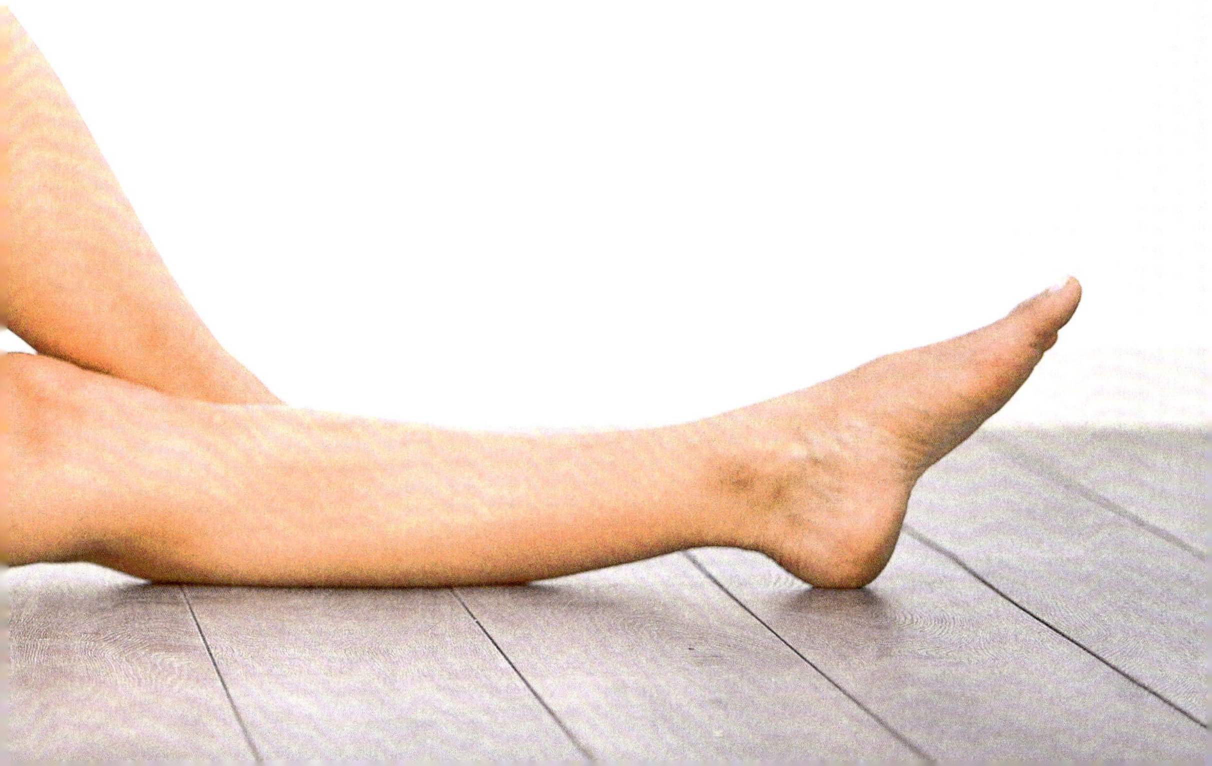

Wie erkenne ich Funktionsstörungen?

Die Mechanismen, die z. B. Schmerzen oder eine Störung entstehen lassen, sind für alle Körperregionen nahezu dieselben. Überbelastung, falsche Positionen oder Verletzung.

Es ist demnach alles eine Frage des Gebrauchs. Also, wie benutzen und belasten wir unseren Körper? Bereits mit einem »normalen« Alltag, in dem wir gewöhnliche Tätigkeiten bei der Arbeit, in Freizeit, Sport und Hobby unternehmen, benutzen wir unseren Körper und setzen ihn vielen Belastungen aus. Diese »normalen« Belastungen können durchaus auch Risikofaktoren sein, die Kniebeschwerden begünstigen oder grundlegend auslösen können.

Der normale Gebrauch unseres Körpers trägt maßgeblich dazu bei, sog. Leistungsfaktoren (z. B. Kraft, Ausdauer oder Geschicklichkeit und Koordination) zu erhalten, und sie sogar für unsere täglichen Ansprüche zu steigern. Leistungsfaktoren sind in diesem Fall Faktoren, die uns zu einer körperlichen Leistung befähigen – oder dazu beitragen, dass wir eine bestimmte Leistung besser vollbringen können. Allgemein gesprochen: Ein Körper ist dann leistungsfähig, wenn er über eine ausreichende Kraft, Ausdauer oder auch über eine ausreichende Koordination verfügt. Diese »Bewertung« finden Sie prinzipiell hauptsächlich im sportlichen Bereich. Aber wir dürfen nicht vergessen: Auch unser Alltag ist geprägt von Bewegungen. Wer kräftiger und ausdauernder ist, wer Bewegungen schneller und besser koordinieren kann, hat ein geringeres Verletzungsrisiko im Alltag. Wer seinen Körper in normalem Umfang benutzt, hat weniger Beschwerden oder Probleme damit.

Was stresst das Gelenk?

Wer seinen Körper hingegen unsachgemäß benutzt, bei dem können Störungen an den stärker belasteten und dann später überlasteten Strukturen entstehen. Und die wiederum können sich entlang sog. Funktionsketten in benachbarte Körpergebiete ausbreiten. Um diesem unsachgemäßen Gebrauch auf die Spur zu kommen und nachhaltig etwas dagegen zu unternehmen, sind die sog. Gebrauchskategorien hilfreich. Sie werden auch Risikofaktoren genannt. Sie

helfen dabei zu erkennen, wie bestehende oder immer wiederkehrende Kniebeschwerden zu erkennen und zu erklären sind.

Ungewohnte Belastung. Sie schneiden die Hecke, steigen dabei ständig auf die Leiter. Oder Sie machen Ihren ersten Dauerlauf nach vier Monaten Winterpause. Oder Sie machen eine ruckartige Bewegung (v. a. Drehbewegungen) in ungünstigen Positionen, z. B. beim Drehen auf dem Treppenabsatz. Dazu benötigen Sie lange nicht mehr gebrauchte Bewegungen. Da sie aber plötzlich und intensiv eingesetzt werden, kann das Störungen oder auch Schmerzen verursachen.

Fehlbelastung. Sie wechseln die Räder Ihres Autos oder Sie bauen eine Holzterrasse – so oder so, Sie knien lange auf der Erde. Diese ungünstige und unnötig unbequeme Position kann letztlich zu einer Überlastung einzelner Strukturen und zu Schmerzen führen. Permanenter Druck auf dieselbe Stelle ist auf Dauer schädlich.

Überbeanspruchung. Sie sind in die Saison mit einem fünfstündigen Tennismatch gestartet oder haben an einem Tag 100 Quadratmeter Fliesen gelegt. Solche Tätigkeiten, mit denen Sie die beteiligten Strukturen über ihre individuelle Belastbarkeitsgrenze hinaus strapazieren, führen auch zu Schädigung und Schmerzen.

Missbrauch. Sie hacken viel Holz, weil es eben gemacht werden muss. Sie legen Parkett, weil eben der Umzug bevorsteht. Sie spielen Fußball, obwohl das Knie bereits schmerzt. Das sind bewusst durchgeführte, nachteilige Aktivitäten, die Sie so lange ausüben, bis Beschwerden auftreten oder sich verschlimmern.

Fehlende Belastung. Wenn seit Jahren die bisherigen körperlichen Höchstleistungen darin bestanden haben, den ganzen Abend auf dem Sofa zu liegen … dann können selbst einfache Aktivitäten, z. B. eine kleine Wanderung, körperliche Beschwerden durch eine Überlastung auslösen. Denn fehlende Belastung schwächt den Körper und führt etwa zu Schmerzen, wenn ausnahmsweise eine Aktivität gefordert wird.

Was fördert Kniebeschwerden?

Je länger ein menschlicher Körper, oder eine Körperregion, einem dieser Risikofaktoren ausgesetzt ist, umso wahrscheinlicher treten Funktionsstörungen und kleinere Verletzungen auf, und damit auch häufig verbunden: Schmerzen.

Wenn Sie aktuell Schmerzen oder andere Störungen in der Knieregion haben und Sie herausfinden möchten, woher sie kommen oder wie sie entstanden sind, dann können Sie Ihren zutreffenden Kategorien einfach nachforschen. Haben Sie neulich im Sprint eine Treppe überwunden? Ihre 13 Apfelbäume hinter dem Haus beschnitten? Oder haben Sie vor Kurzem vier Stunden kniend im Garten mit harken und umgraben verbracht? Dann könnte eine dieser Aktivitäten eine Erklärung für ihre derzeitigen Kniebeschwerden liefern. Und dann überlegen Sie, was sie in Zukunft an diesem Verhalten verändern können.

Aber was ist dann konkret im Knie »passiert«? Dafür können verschiedene Mechanismen verantwortlich gemacht werden:

Vorschädigung – Verletzung. Kleinere Verletzungen an den Muskeln, Sehnen, der Gelenkkapsel oder den Bändern (Seitenbänder) des Knies sind schnell passiert und werden manchmal kaum bemerkt. Häufig führen diese kleineren Verletzungen in der Summe zu größeren Schäden und damit auch zu Beschwerden.

Überlastung. Immer wenn Sie eine Aktivität über Ihrer Leistungsgrenze durchführen, wandeln Sie an der Grenze zur Überlastung und zur Schädigung, bzw. zur Verletzung. Auch die in der Funktion verbundenen, benachbarten Gebiete (Hüftgelenke und Fußgelenke) können in der Folge geschädigt werden.

Schlechte Bewegungskontrolle. Bei Bewegungsmangel oder fehlender Bewegungsroutine sind die normalen Funktionsabläufe zwischen Muskeln und Nerven nicht optimal koordiniert. Daraus entstehen unökonomische, gewissermaßen ungelenke, Bewegungen, die ein höheres Verletzungsrisiko haben. Zudem: Solche schlecht koordinierten Bewegungsabläufe verschlingen eine Unmenge Energie und der Körper ermüdet schneller.

Trainingsdefizit. Regelmäßige sportliche Aktivität stärkt den Bewegungsapparat und alle daran beteiligten Bauteile (Muskeln, Sehnen, Knochen, Nerven und Gelenke), denn sie passen sich langsam diesen Belastungen durch spezielles Wachstum an. Durch normalen Gebrauch des Körpers wirken sogenannte »Wachstumsreize« auf unsere Muskeln, Sehnen und auch auf die Knochen. Das löst Anpassungsreaktionen aus, die diese Strukturen für alltägliche Ansprüche belastbarer, widerstandsfähiger und weniger anfällig für Verletzungen machen. Praktisch betrachtet werden diese Strukturen dann biegsamer, elastischer oder beweglicher. Ein bisschen gezielte körperliche Belastung lohnt sich also immer, um damit den Körper auf weitere Arbeiten vorzubereiten und die Verletzungsanfälligkeit zu reduzieren.

Darüber hinaus können Nervenstörungen Beschwerden verursachen. Sie entstehen z. B. dadurch, dass Nerven direkten Druck erfahren, etwa durch Schwellungen im Knie, starke Spannung oder gar Zug. Gleiches gilt für bestehende Vorerkrankungen, die die Kniegelenke anfälliger für Störungen und Verletzungen machen.

Dazu gehören etwa:

- Diabetes mellitus
- Rheuma
- Gicht

Und selbstverständlich machen bereits bestehende Verletzungen am Knie das Gelenk anfälliger. Beispiele: Bänder-, Meniskus-, Muskelverletzungen, Zerrungen oder Knochenbrüche.

Funktion und Störung sind eng verwandt

Die wichtigste Funktion des Bewegungsapparates liegt eindeutig darin, dass alle Strukturen optimal zusammenarbeiten. Das Ziel: möglichst ökonomische Bewegungen und Aktivitäten. Und die sollten natürlich schmerzfrei sein.

Der Körper sollte also möglichst,
- beweglich sein (und bleiben),
- sich energiesparend bewegen und reagieren und
- schmerzfrei sein und bleiben.

Was der Körper dazu benötigt, sind:

Muskeln. Sie müssen auf die Impulse des Nervensystems reagieren und sich an- bzw. wieder entspannen können. Sie benötigen eine gewisse »Grundkraft« und eine angemessene Ausdauer.

Gelenke. Sie sollten möglichst ohne zu intensive mechanische Reibung beweglich sein. Dazu gehört auch, dass sie im Normalfall bei Bewegungen keine Geräusche von sich geben sollten.

Nerven. Die Nerven unseres Körpers müssen primär Informationen transportieren, meist aus der Zentrale (dem Gehirn) in periphere Gebiete, wie Muskeln oder innere Organe. Zudem muss sich das Nervensystem an die Bewegungen des Körpers anpassen können. Es muss also auch beweglich (und damit spannungsfrei) sein.

Blutgefäße (Arterien/Venen). Sie transportieren Blut und Sauerstoff sowie Nähr- und Baustoffe für unseren Organismus. Dabei wird sauerstoffreiches Blut über die Arterien in die peripheren Körperregionen transportiert. Über das Venensystem gelangt das um den Sauerstoff erleichterte Blut zurück in den Lungenkreislauf. Das Herz sammelt es und schickt es erneut hinaus in den Körper.

Faszien. Das sind bindegewebige Hüll- und Schutzstrukturen. Sie verbinden alle Strukturen und geben unserem Körper Halt, Elastizität, Stabilität und Kraft. Sie funktionieren als Umlenkrollen und können so Bewegungen und Kräfte unterstützen.

Zwischen einer normalen Körperfunktion (in einem oder mehreren Bereichen) und einer Funktionsstörung liegen häufig keine großen Distanzen. Bereits eine kleine Verletzung oder Überbeanspruchung kann den Weg in eine gestörte Funktion ebnen. Dazu kommt es im Alltag schneller, als uns meistens lieb und recht ist. Eine kleine Muskelzerrung kann schon einen Ausweichmechanismus in Gang setzen, der unsere Gelenke fehlbelastet und mit der Zeit schmerzhaft

Symptom und Syndrom

Ein Symptom ist ein Krankheitszeichen, z. B. Schmerz, Steifigkeit, Schwellung oder auch ein Taubheitsgefühl. Vereint ein Betroffener verschiedene Symptome auf sich, werden sie katalogisiert und bewertet. Gleichzeitig auftretende, typische Symptome werden dann zu einem Syndrom zusammengefasst. Ein Syndrom (z. B. HWS-Syndrom) ist also lediglich eine Auflistung von typischen Krankheitszeichen, die in dieser Region häufig auftreten und bei vielen Betroffenen zu finden sind.

werden kann. Anderes Beispiel: Ein kleiner Druck auf Nerven, der zu lange bestehen bleibt, kann die Nervenfunktion beeinträchtigen und damit Funktionsstörungen am Nerv, der beteiligten Muskulatur oder den von der Muskulatur bewegten Gelenken hervorrufen.

Dem Problem einen Namen geben

Nichts ist zermürbender, als Beschwerden unklarer Ursache zu haben. Wer schon einmal Knieschmerzen hatte, für die nur schwer eine Erklärung zu finden war, kennt das Gefühl der Ungewissheit. Es nagt an uns und macht uns unsicher. Zu gerne wollen wir Klarheit über die Ursachen der Beschwerden, die uns den ganzen Tag quälen. Ist der Grund endlich bekannt, können wir beruhigt an die Reparatur gehen und die erforderlichen Behandlungen organisieren und planen.

Knieschmerzen machen sich bei jedem durch unterschiedliche Auswirkungen (Symptome) bemerkbar. Die Tabelle gibt Ihnen einen kleinen Ein- und Überblick in und über die Welt der Krankheitszeichen, die an den Kniegelenken häufig auftreten, und zeigt die zuständigen Fachärzte auf. Die Tabelle ersetzt nicht den Besuch eines Arztes und die ärztliche Untersuchung! Die Symptome sind in der Praxis häufig anzutreffen und geben bereits erste Hinweise auf die wahrscheinlich betroffenen Strukturen. Trotzdem ist eine funktionelle Untersuchung noch sinnvoll.

Dauerschmerz

Sind die Schmerzen bei Ihnen konstant oder permanent vorhanden, egal was Sie tun oder bleiben lassen, haben Sie wahrscheinlich eine Entzündung. Als Quelle dafür kommen Nerven, Muskeln oder auch die Gelenkkapseln primär infrage. Überbelastungen, Verletzungen (wie Sturz) sind häufig Ursache für diese Entzündungen. Wenn Sie solche konstanten Beschwerden haben und diese auch noch länger als 5–7 Tage andauern, sollten Sie dringend Ihren Hausarzt aufsuchen. Denn entzündliche Zustände, die länger als 7 Tage anhalten, zeigen deutlich, dass der Körper mit der Situation nicht alleine fertig wird – Hilfen von außen, durch Medikamente, Elektrobehandlung oder Eisanwendungen, sind erforderlich. Das Signal unseres Körpers ist dann: »Ich habe es nicht unter Kontrolle und brauche Hilfe. Bitte sieh nach mir und lass einen Arzt einen Blick auf das Problem werfen.«

Solche hartnäckigen Beschwerden sollten Sie auch dringend ärztlich kontrollieren, dokumentieren und behandeln lassen. Alleine schon, um andere schwerwiegende Erkrankungen auszuschließen, ist der Arztbesuch zu empfehlen.

Handelt es sich hingegen bei den Beschwerden um eine harmlose Zerrung oder eine Prellung der Muskulatur, sind sie meistens nach 2–4 Tagen wieder dabei abzuklingen und der Schmerz lässt zunehmend nach. Mit dem Nachlassen des ersten starken Schmerzes will uns unser Körper signalisieren: »Ich habe alles im Griff. Mach dir keine Sorgen.«

Bewegungsschmerz

Treten die Schmerzen ausschließlich bei einer bestimmten Bewegung auf, ist vielmehr ein mechanischer Auslöser für das Problem anzunehmen. Das bedeutet, dass immer bei dieser bestimmten schmerzhaften Bewe-

Häufige Symptome bei Kniebeschwerden

Symptome	wahrscheinlich betroffene Struktur	zuständiger Facharzt
lokal begrenzter Knieschmerz (auf der Innen- bzw. Außenseite)	• Kniegelenk, Gelenkkapsel, Knorpel • Muskulatur • Meniskus • Kreuzband • Nervenreizung	• Hausarzt • Orthopäde
einseitige Schmerzen am Gelenkspalt (innen oder außen)	• Meniskus, Kapsel • Muskulatur	• Hausarzt • Orthopäde
Gelenkknacken	• Knorpel • Meniskus	• Orthopäde
ausstrahlende Schmerzen in den Unterschenkel	• Nervenreizung	• Orthopäde • Neurologe
verspanntes Gefühl Kniebereich (Kniekehle)	• Muskulatur • Kniegelenk	• Hausarzt
bewegungsabhängige Schmerzen	• mechanische Reizung der Kniegelenke, Knorpelzone oder der Menisken	• Hausarzt • Orthopäde
permanenter Dauerschmerz	• Entzündung von Gelenken, Muskeln oder Nerven	• Hausarzt • Orthopäde

gung eine Struktur (Muskel, Nerv, Bänder oder die Gelenkkapsel) besonders gereizt oder belastet wird. Und das führt zu diesem einen situationsabhängigen Schmerz.

Der Weg zu einer Diagnose

Der Arzt sammelt alle Informationen zu den Beschwerden des Patienten und gibt ihnen einen Namen. Wichtig für eine exakte Diagnose sind möglichst genaue Angaben über die aktuellen Beschwerden und deren Auswirkungen auf den Körper. Wichtige Fragen sind: Seit wann und überhaupt wann treten die Beschwerden auf? Wo bestehen sie? Welche Aktivitäten können Sie nicht mehr, oder nicht mehr in vollem Umfang durchführen? Darüber kann der Arzt die Ursachen enger einkreisen und nach Lösungen suchen.

Mit diesen Angaben helfen Sie Ihrem Arzt oder Therapeuten, eine zielgerichtete Untersuchung planen zu können. So kommt auch eine weitreichend exakte Diagnose zustande, mit der Sie die bestmöglichen Behandlungen für Ihr Problem finden können.

Die Aussage einer Diagnose

Beschwerden (an Muskeln, Gelenken und Nerven) werden in der Medizin meist nach der Körperregion benannt, in der sie sich befinden. Beispiel: Wirbelsäulenbeschwerden heißen »Wirbelsäulensyndrom« (WS-Syndrom). Die Diagnose bezeichnet in diesem Fall lediglich die betroffene Region, leider aber noch nicht die Ursache der Probleme. Sie sagt nichts darüber aus, welche Struktur betroffen und ursächlich für die Störungen ist.

Fragen für den Arztbesuch

Wenn Sie auf dem Weg zu einer ärztlichen Untersuchung sind, machen Sie sich bitte Gedanken über folgende Punkte:

- Was ist das grundlegende Problem? Schmerz oder Steifigkeit? Oder beides (Reihenfolge)?
- Wo sind die Schmerzen? Lokal begrenzt am Knie oder strahlen die Beschwerden nach oben oder unten aus?
- Was verschlimmert die Beschwerden?
- Wann treten Schmerzen auf? In Bewegung (immer dieselbe Bewegung?) oder auch in Ruhe? Tageszeit?
- Wie fühlen sich die Schmerzen an (stechend/brennend/ziehend etc.)?
- Gibt es bestimmte Auslöser (Treppen steigen, in die Hocke gehen, etwas tragen, das Bein verdrehen ...) der Beschwerden?
- Was macht die Beschwerden besser? (Wärme? Kälte? Hinlegen?)
- Seit wann habe ich diese Beschwerden?
- Hatte ich solche oder ähnliche Beschwerden früher schon einmal?
- Wie haben die Beschwerden begonnen? Verlauf der Beschwerden bisher?
- Werden die Beschwerden grundsätzlich besser/schlechter?)

Lautet die Diagnose hingegen »Kniearthrose«, kennen wir die hauptsächlich betroffene Struktur: der Gelenkknorpel im Kniegelenk. Wenn Sie zu dieser Gruppe gehören, wird der Arzt Sie nach dieser ersten ärztlichen Diagnose an die Physiotherapie weitervermitteln, um die Knieprobleme zu behandeln. Dort werden Sie eine weitere physiotherapeutische Untersuchung erhalten, um die Strukturen noch eingehender beurteilen zu können.

Welche Diagnosen sind häufig?

Beschwerden in den Kniegelenken sind heute weit verbreitet. Fast jeder kennt den plötzlich einschießenden Knieschmerz, jedoch hat er nicht überall denselben Grund. Jeder, der schon einmal Knieschmerzen hatte, weiß noch, wie er mit guten Ratschlägen und Tipps geradezu überhäuft wurde. Die Arbeitskollegen hatten schon ähnliche Erfahrungen und geben den Rat: »Legen Sie eine Kältepackung auf die Knie.« Die Nachbarin gibt den gutgemeinten Rat: »Mir haben Pilates- und Entspannungsübungen geholfen.« An guten Ratschlägen mangelt es nie, aber was hilft wirklich? Die Erfahrung zeigt, dass das letztlich jeder selbst herausfinden muss. Ein Patentrezept gegen jede Art von Knieschmerz gibt es leider nicht.

Probieren Sie also ruhig alles aus. Eine Technik oder Anwendung wird bestimmt dabei sein, die Ihre Beschwerden zumindest lindern kann. So, wie sich die Ursachen für Beschwerden unterscheiden, unterscheiden sich auch die Wege aus der Misere. Bei dem einen war es tatsächlich ein Problem des Gelenkknorpels, der andere hatte verspannte Beinmuskeln, der Nächste einen gereizten Meniskus oder ein verletztes Kreuzband.

Alle Symptome zu einer Diagnose darzustellen ist ein nahezu aussichtsloses Unterfangen. Die Tabelle zeigt deshalb nur die typischen Symptome.

Welches Symptom gehört zu welcher Diagnose – eine kleine Auswahl.

Diagnose	Häufig vorkommende typische Symptome
Kniearthrose	• lokale Schmerzen in und an den Kniegelenken • Spannungsgefühl • Bewegungssteifigkeit, z. B. beim In-die-Hocke-Gehen (v. a. eine eingeschränkte Beugungsfähigkeit)
Meniskusverletzung	• meist Beugeschmerzen im Knie • manchmal auch Gelenkgeräusch: Knacken oder »Schnappen« • einschießende Schmerzattacken (je nach Belastung) • schmerzhafte Drehbewegungen
Kreuzbandverletzung	• starke Schmerzen mit Bluterguss und Beugedefizit (auch Schwellung in der Kniekehle und unter der Kniescheibe) • Instabiles Gefühl, spontanes »Wegknicken« • Belastungsintoleranz

Der große Knie-Eigentest

Dieser Eigentest für Ihr Knie lässt Sie Ihre Beschwerden besser erkennen und verstehen. Damit sind Sie anschließend bestens gerüstet, Ihre Lage effektiv zu verbessern. Probieren Sie es aus!

Das Testverfahren für Ihre Kniegelenke ist in drei große Bereiche aufgeteilt. Mit den Bewegungstests prüfen Sie die Funktionalität Ihrer Gelenke und deren Anhangsgebilde (Kapseln und Bänder). Der anschließende Muskeltest gibt Ihnen Auskunft darüber, wie funktionsfähig die beteiligten Muskeln sind. Ein Test für die wichtigen Nerven im Knie rundet das Testverfahren ab. Mit den Erkenntnissen, die Sie daraus gewinnen, können Sie sich die wesentlichen Übungen im Anschluss zusammenstellen.

Aufmerksam sein: Wichtig ist: Führen Sie die einzelnen Tests sorgfältig aus und notieren Sie sich die Ergebnisse für einen späteren Vergleich.

Mobilitätstests – Bewegungstests

Wenn Ihre Symptome besonders deutlich bei einer bestimmten Bewegung der Kniegelenke auftreten, ist eine Beteiligung der Gelenke, der Gelenkkapsel und der Bandstrukturen sehr wahrscheinlich. Deshalb sollten Sie diese Strukturen besonders sorgfältig prüfen und testen. Gelenke, Kapseln und Bänder sind besonders hohen mechanischen Belastungen bei allen Bewegungen ausgesetzt. Und genau das machen wir uns für die folgenden Tests zunutze. Sie prüfen Schritt für Schritt die Bewegungen, die die Kniegelenke durchführen können. Achten Sie während der Tests sehr sorgfältig auf Veränderungen – und v. a. auf Ihre Symptome (Schmerzen oder Steifigkeit) während der Bewegungen. Treten Ihre Symptome bei einer bestimmten Bewegungsrichtung besonders deutlich auf, haben Sie einen wichtigen Hinweis auf ihre Störung gefunden.

Bei diesen Bewegungstests kommen meist die folgenden Symptome vor:

- **Störung des Bewegungsausmaßes:** Sie können die Bewegung nicht bis zum normalen Ende hin durchführen, sondern müssen sie vor dem erwarteten Ende stoppen, wegen Schmerz, Spannung oder

häufig auch durch Steifigkeit. Sie entdecken dabei eine Asymmetrie im Seitenvergleich: rechte oder linke Seite, eine ist empfindlicher. Dieser Bewegungsstopp tritt reflektorisch auf – d. h. Sie haben keine willkürliche Möglichkeit mehr, ihn zu beeinflussen. Wundern Sie sich nicht!

- **Störung der Bewegungsqualität:** Das sind Ausweichbewegungen oder Schonhaltungen, die eine Bewegung als »nicht rundlaufend« erscheinen lassen können. Dazu gehören auch Gelenkgeräusche wie Knacken oder Reiben während der Bewegung. Es kann aber auch sein, dass Sie Ihren Unterschenkel bei der Beugung der Kniegelenke nicht in einer gerade Bewegung nach hinten bewegen können. Stattdessen machen Sie eine unbewusste Ausweichbewegung – z. B. eine Drehung nach rechts oder links. Vielleicht bemerken Sie auch, dass sich das Hüftgelenk mitdreht oder in eine andere Richtung ausweicht.

Diese qualitativen Störungen sind oft etwas feiner abgestuft und häufig auch schwerer zu entdecken. Um auch die kleinsten Schutzmechanismen bei Bewegungen erkennen zu können, benötigen Sie ein gutes Körpergefühl. Führen Sie die Eigentests deshalb wirklich sorgfältig durch.

Allgemeine Hinweise

Die Testbewegungen eignen sich nur dann zur Eigenuntersuchung, wenn Sie die Bewegungen auch gut durchführen können. Sind die Beschwerden hingegen sehr stark, empfiehlt sich dringend ein Arztbesuch zur genauen Diagnostik.

Führen Sie diese Bewegungen stets in derselben Ausgangsposition durch. Sie sollten sich die Art und Weise, wie Sie die Tests durchführen, ebenfalls gut merken. Denn: Nur wenn Sie die Tests immer gleich durchführen, können Sie sicher sein, dass die Ergebnisse auch vergleichbar sind, wenn Sie die Tests später wiederholen. Denn: Wenn Sie nach einer Phase des Übens die Tests wiederholen, können Sie darüber kontrollieren, ob sich Ihre Beschwerden durch die ausgewählten Übungen verändert und verbessert haben. Werden Ihre Beschwerden weniger, haben Sie die richtigen Übungen für sich ausgewählt.

Achten Sie auf Symptome

Treten bei bestimmten Bewegungen Ihre typischen Symptome auf (also die, die auch sonst vorhanden sind), notieren Sie sich das und entnehmen dem Übungskatalog die geeigneten Übungen zum Training Ihrer Kniegelenke. Beispiel: Treten die Symptome z. B. bei der Kniebeugung verstärkt auf, so sind die Übungen zur Verbesserung der Kniebeugung für Sie von besonderer Bedeutung in der Trainingsplanung.

Test 1: Knie beugen

Durchführung: Legen Sie sich auf den Bauch und beugen Sie das Knie an, bis Sie Ihre Symptome wahrnehmen. Testen Sie beide Kniegelenke und vergleichen Sie dabei Ihre Beweglichkeit und die Empfindungen rechts mit den Ergebnissen links. Prüfen Sie den Abstand zwischen der Ferse und Ihrem Gesäß. Dazu können Sie die Handbreite benutzen. Ist der Abstand rechts und links derselbe? Sie können den Test auch in Rückenlage ausführen, probieren Sie einfach, was sich für Sie besser anfühlt.

Zu beachten: Beugen Sie den Unterschenkel in der Beinachse an, also mittig am Oberschenkel orientiert. Zielen Sie dabei mit der Ferse auf das Gesäß (so, als wollten Sie sich selbst einen Tritt in den Allerwertesten geben). Achten Sie auf eine gerade Bewegung und erkennen Sie eventuelle Ausweichbewegungen (z. B. einwärts oder nach außen gedrehte Füße oder Unterschenkel).

Schmerzen: Im Normalfall sollten Sie keine Schmerzen bei dieser Bewegung empfinden.

Bewegungsbild: unauffällig?

Löst das Kniebeugen bei Ihnen keine Beschwerden aus, sollten Sie die drei Beurteilungskriterien erfüllen können.

Bewegungsausmaß: Das normale vollständige Bewegungsausmaß haben Sie in jedem Fall erreicht, wenn Sie mit Ihrer Ferse an das Gesäß herankommen. Ein handbreiter Abstand zwischen Ferse und Gesäß auf beiden Seiten, je nach Kniezustand, kann auch noch in Ordnung sein.

Schmerzen

Wenn Schmerzen während der Bewegung auftreten, ist das meistens ein Warnsignal vor drohender Verletzung oder Überbelastung. So will uns unser Körper ein Signal geben: »STOPP – bis hierher und keinen Schritt weiter!" Wir tun in der Regel gut daran, diesen gut gemeinten Ratschlag zu beherzigen.

Bewegungsqualität: Während der Beugung sollten Sie keine Ausweichbewegungen machen. Die Unterschenkel weichen nicht nach außen oder innen ab.

Ergebnisse interpretieren

Werden Ihre Symptome bei der Beugung stärker, kann ein sog. Kniebinnentrauma vorliegen. Dabei sind die Menisken, die Kreuzbänder oder die Gelenkfläche (der Knorpel) betroffen. Eine andere Ursache kann in der Gelenkkapsel liegen.

Reduzieren sich bei Kniebeugung Ihre Symptome eher, kann das Vorderhorn des Meniskus eine mögliche Ursache sein. Der Test zur Kniebeugung gibt Ihnen weitere und sicherere Hinweise.

» Knie beugen in Bauchlage. Die Oberschenkel-Vorderseite ist gespannter, was die Größe der Bewegung reduzieren kann.

» Knie beugen in Rückenlage. Die Muskeln rund um den Oberschenkel sind recht entspannt.

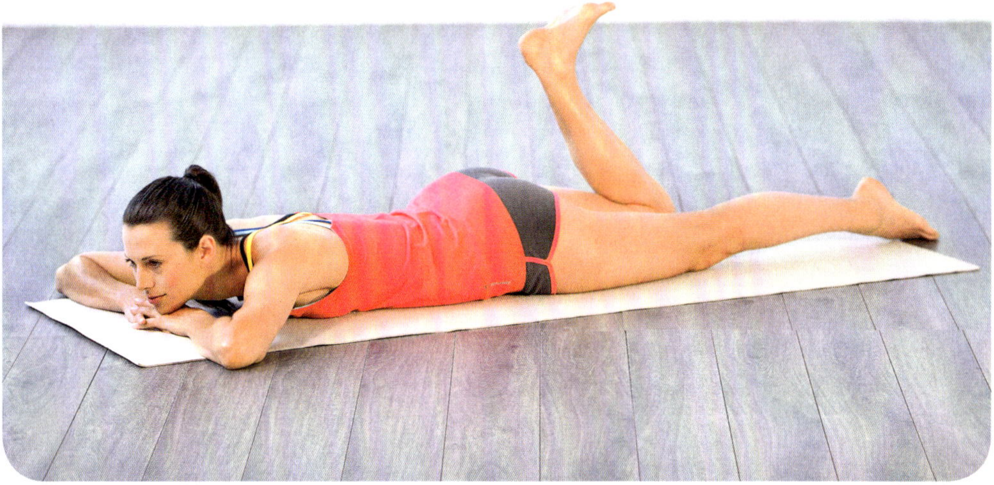

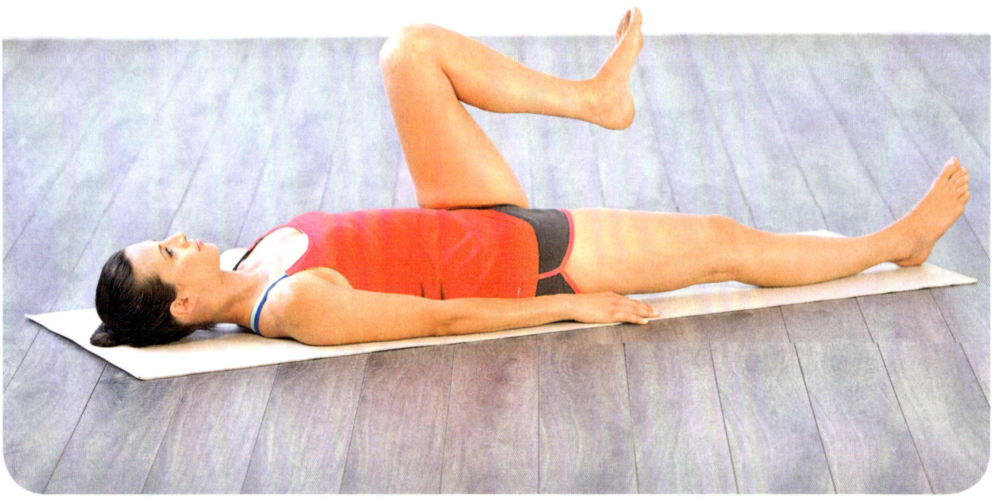

Test 2: Knie strecken

Durchführung: Um die Streckfähigkeit Ihrer Knie zu prüfen, nehmen Sie einfach eine liegende oder eine sitzende Ausgangsstellung ein. Dazu können Sie auf einem Stuhl sitzen oder auf dem Boden liegen. Wenn Sie den Test im Liegen durchführen, gehen Sie wie folgt vor: Lassen Sie die Beine entspannt und ausgestreckt auf dem Boden liegen. Legen Sie eine kleine Handtuchrolle unter das Kniegelenk. Nun strecken Sie das Kniegelenk, indem Sie den Unterschenkel und die Ferse vom Boden abheben, ohne dabei die Kniekehle von der Rolle abzuheben – die drücken Sie fest in die Unterlage.

Im Sitzen funktioniert der Test so: Sie setzen sich auf das vordere Drittel des Stuhls. Die Füße haben Bodenkontakt und stehen nebeneinander. Nun strecken Sie abwechselnd einmal das rechte Knie und das linke Knie durch. Dazu heben Sie den Unterschenkel nach vorn an, bis der Fuß auf Kniehöhe (oder leicht darüber) ist.

Zu beachten: Vergleichen Sie die Bewegungsreichweite (den Bewegungsweg der Streckung) mit der Gegenseite. Gleich groß oder unterschiedlich? Vergleichen Sie auch Ihre Empfindung rechts mit links: Haben Sie ein gebremstes Bewegungsgefühl, schmerzt die Bewegung?

Bewegungsbild: unauffällig?

Wenn die Bewegung »Knie strecken« keine Beschwerden auslöst, sollten Sie die drei Beurteilungskriterien erfüllen können:

Bewegungsausmaß: Sie haben eine normale Kniestreckung, wenn Sie bei gestrecktem Bein die Ferse vom Boden abheben können, ohne dabei die Kniekehle anzuheben (die Kniekehle sollte permanent Bodenkontakt haben).

Bewegungsqualität: Bei der Streckung des Knies sollten keine Ausweichbewegungen des Unterschenkels zu erkennen sein.

Schmerzen: Im Normalfall sollten Sie keine Schmerzen bei dieser Bewegung empfinden.

Ergebnisse interpretieren

Verstärken sich Ihre Symptome, reagiert vermutlich das Vorderhorn des Meniskus oder auch Anteile des Gelenkknorpels. Auch Verletzungen der Kreuzbänder können die Kniestreckung symptomatisch machen.

Lassen die Beschwerden bei Streckung nach, sind v.a. die Hinterhörner der Menisken betroffen. Sie machen bei Beugung des Knies typischerweise Beschwerden.

Verletzungen des Meniskus

Die Menisken sind eine häufig verletzte Struktur im Knie und verantwortlich für viele Beschwerden. Über Aufbau und Funktion lesen Sie alles im Kapitel »Meniskus und Kreuzband« (Seite 14). Größere Verletzungen der Menisken treten v.a. durch unkontrollierte Belastungen beim Sport und durch ruckartige Bewegungen im Alltag auf. Aber auch vermeintlich unspektakuläre Bewegungen, z.B. das Verdrehen des Beins im Schlaf, kann die Menisken verletzen.

» Knie strecken – drücken Sie das Knie ganz durch (s. oben) bzw. drücken Sie die Kniekehle fest auf die Blackroll und heben Sie dabei gleichzeitig die Ferse vom Boden ab.

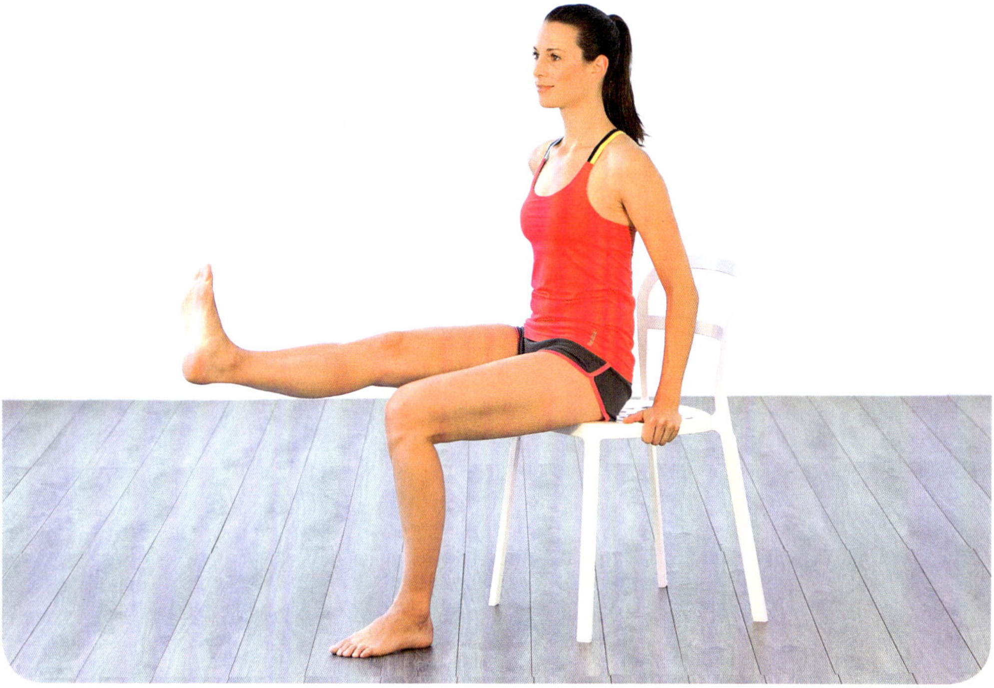

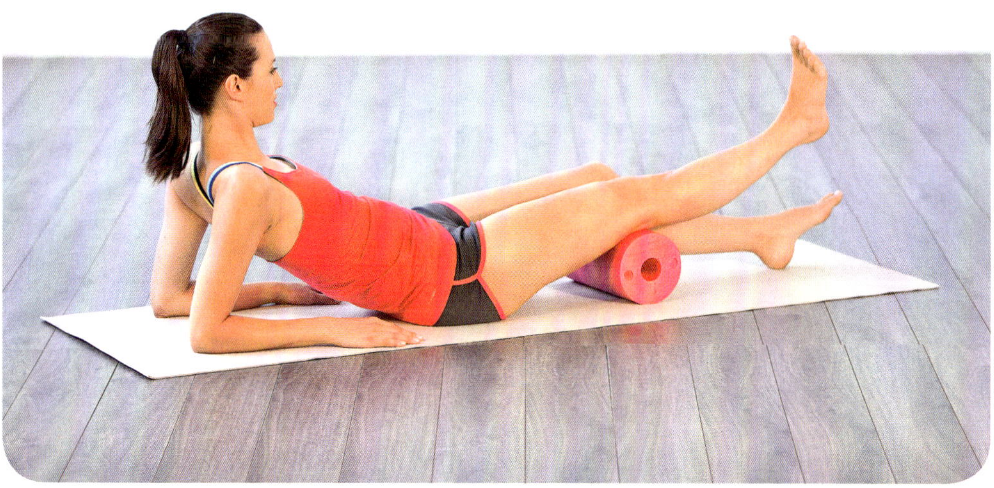

Die Menisken reagieren v.a. stark auf Druck- und Drehbewegungen. Der häufigste Ablauf einer Verletzung ist: Der Unterschenkel ist festgestellt (fixiert), also z.B. eingeklemmt. Gleichzeitig beugt oder überstreckt das Knie. Das belastet die Menisken stark und sie sind bei solchen Kombinationsbewegungen (Beugung und Drehung) sehr hohen, entgegenwirkenden Kräften (sog. Scherkräften) ausgesetzt. Übersteigen die einwirkenden Kräfte die Belastbarkeit der Menisken, werden sie verletzt – und reißen ein. Ein Beispiel: das schnelle Umdrehen am Treppenabsatz. Dabei steht das Körpergewicht auf dem Stand- und Drehbein. Deshalb kann der Fuß nicht mitrutschen und das Knie verdreht. Der Unterschenkel bleibt stehen und der Oberschenkel dreht weiter.

Die Menisken sind halbmondförmig und bestehen aus einem sog. Vorderhorn (an der vorderen, der Kniescheibe zugewandten Seite) und einem Hinterhorn (an der Rückseite, der Kniekehle zugewandt). Die Verletzungen heißen nach ihrer Form »Querrisse« oder »Korbhenkelrisse«. Manchmal reißt auch ein kompletter Teil des Meniskus ab.

Meniskus zu stark beugen

Entsteht die Verletzung während einer Beugung, ist meist das Hinterhorn betroffen. Meniskusverletzungen entwickeln die deutlichsten Symptome generell in die Richtung der Bewegung, die sie ausgelöst hat, die also dem Verletzungshergang am nächsten kommt. Typische schmerzhafte Bewegungen bei einer Hinterhornverletzung sind unter anderem das In-die-Hocke-Gehen, Socken oder Schuhe im Stehen anziehen oder das Knien mit dem Absetzen des Gesäßes auf der Ferse.

Meniskus zu stark strecken

Passiert die Verletzung in einer überstreckten Knieposition, wird meistens auch das Vorderhorn geschädigt. Diese Verletzung ist eher seltener zu beobachten, da das Kniegelenk in der gestreckten Position insgesamt besser geschützt ist (denn ein gebeugtes Knie hat ja diese zusätzliche Bewegungsfreiheit in der Drehung, das ist das gefährlichste Moment für die Menisken).

Ist das Vorderhorn verletzt, treten die Beschwerden auch in einer Streckbewegung auf. Typische alltägliche, plötzlich schmerzhafte Aktivitäten sind u.a. das Treppabwärtsgehen, schnell auf die Bremse treten beim Autofahren oder ruckartige Richtungsänderungen beim Gehen.

1 Korbhenkelriss
2 Korbhenkelriss
3 Querriss (Lappenriss)
4 Querriss (Radiärriss)

1
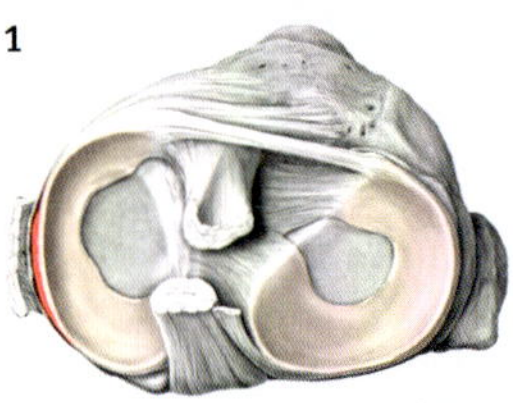
2
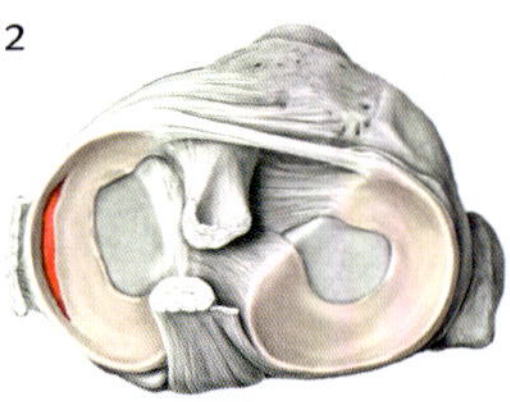
3
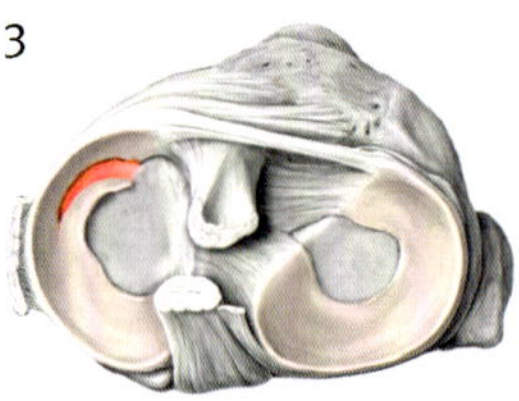
4
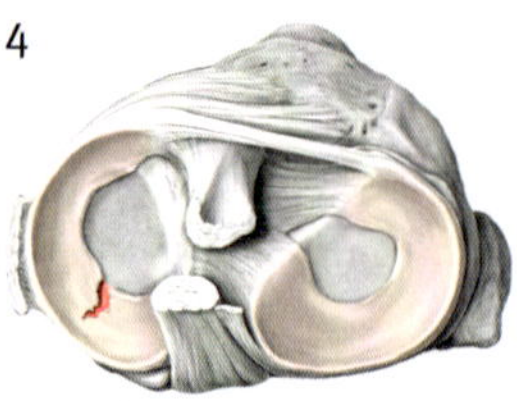

Menisken – so sind sie, das nährt sie

Menisken werden vom ihrem äußeren Rand nach innen immer dünner. Das äußere (dickere) Drittel eines Meniskus ist noch etwas durchblutet, was ihn bei Verletzung besser heilen lässt. Denn zur Heilung setzt unser Körper auf eine Entzündungsreaktion im Gewebe. Und eine Grundvoraussetzung für eine Entzündungsreaktion ist durchblutetes Gewebe.

Das mittlere und das innere Drittel eines Meniskusgewebes sind immer schlechter durchblutet – was auch die Heilung beeinträchtigt. Daraus folgt: Meniskusverletzungen im äußeren Drittel heilen besser als Verletzungen im inneren Drittel. Und: Je kleiner die Verletzung, desto größer ist die Heilungstendenz. Bei größeren Verletzungen (größer als 1–2 Zentimeter) ist die Chance auf eine komplette Heilung gering. Dann kommt es oft zu einer sog. Defektheilung. D. h., die Wunde heilt nicht vollständig aus, kleinere Defekte bleiben zurück. Leider sind sie eine besondere Gefahr für erneute Verletzung oder für eine Kniegelenksarthrose.

Meniskus verletzt – was tun?

Sind Schmerzen und Einschränkung nicht sehr stark, kann gut konservativ, also ohne Operation, behandelt werden. Kleine Verletzungen haben eine durchaus gute Prognose. Besonders, wenn eine physiotherapeutische Behandlungen sie begleiten. Eine manuelle Therapie etwa beseitigt Bewegungseinschränkungen und bringt das Knie wieder in die »normale Mechanik«. Muskel- und Faszienarbeit machen im weiteren Verlauf das Bindegewebe elastisch und wieder belastbar.

Bei größeren Verletzungen – mit einem hohen Leidensdruck (verbunden mit starken Schmerzen und einer störend großen Bewegungseinschränkung) im Alltag – kann eine Operation sinnvoll sein. Eingesetzt wird meist eine minimalinvasive Technik: die Arthroskopie (Spiegelung) des Kniegelenks. Darüber kann der Arzt defekte Teile des Meniskusgewebes entfernen. Auch danach ist eine Physiotherapie sehr empfehlenswert. In seltenen Fällen – wenn der Meniskus zu sehr zerstört ist – wird er komplett entfernt.

Kniegelenk blockiert!

Ein blockiertes Gelenk ist schlicht eines – unbeweglich. Starke muskuläre Verspannungen oder andere mechanische Hindernisse unterbinden Bewegung, oder schränken sie sehr stark ein. Gelenkblockaden können durch ungewohnte Bewegungen oder Aktivitäten entstehen, bei denen sich das Knie über das normale Ausmaß hinaus – und das meist auch sehr ruckartig – bewegt. Dabei kann auch die Gelenkkapsel oder ein Meniskus einklemmen und geschädigt werden. Am Kniegelenk treten Gelenkblockaden häufig infolge einer Meniskus- einer Kreuzbandverletzung oder eines Knorpelschadens auf. Dabei wird die verletzte Struktur bei einer bestimmten Bewegung (Beugung oder Streckung, Verdrehung) mechanisch eingeklemmt. Und das verhindert anschließend, dass sich das Gelenk vollständig und in alle Richtungen bewegen kann oder dabei Schmerz entsteht.

Test 3: Knie drehen

Durchführung: Um das Kniegelenk drehen zu können, müssen Sie das Knie beugen. Diesen Test können Sie sowohl im Sitzen auf einem Stuhl, als auch auf dem Boden oder in Rückenlage durchführen.

Zu beachten: Die entscheidende Bewegung ist: Bei gebeugtem Kniegelenk können Sie den Unterschenkel nach innen und nach außen drehen. Dabei zeigen die Zehenspitzen immer in die jeweilige Richtung: Bei der Drehung nach außen zeigen auch die Zehenspitzen nach außen, bei Innenrotation nach innen. Vergleichen Sie die Bewegungen von rechts nach links.

Bewegungsbild: unauffällig?

Wenn die Bewegung »Drehen nach rechts oder links« keinerlei Beschwerden auslöst, sollten Sie die drei Beurteilungskriterien erfüllen können:

Bewegungsausmaß: Die Drehbewegung des Unterschenkels ist nach außen größer als nach innen (Verhältnis innen : außen ca. 3 : 4). Vergleichen Sie dieses Bewegungsausmaß.

Bewegungsqualität: Sie sollten keine Ausweichbewegungen in der Hüfte oder den Fußgelenken machen müssen.

Schmerzen: Im Normalfall sollten Sie keine Schmerzen bei dieser Bewegung empfinden.

Ergebnisse interpretieren

Wenn Sie Beschwerden dabei entwickeln, dass Sie den Unterschenkel drehen (Rotation), geht das meist auf Veränderungen der Strukturen im Knieinneren zurück. Als Verursacher infrage kommen dafür hauptsächlich die Menisken, die sehr deutlich auf Drehen des Knies reagieren, die Kreuzbänder und natürlich auch der Gelenkknorpel.

- Unterschenkel/Knie nach außen drehen – drehen Sie in dieser Position auch die Zehenspitzen nach außen.

- Unterschenkel/Knie nach innen drehen – auch die Zehenspitzen drehen nach innen.

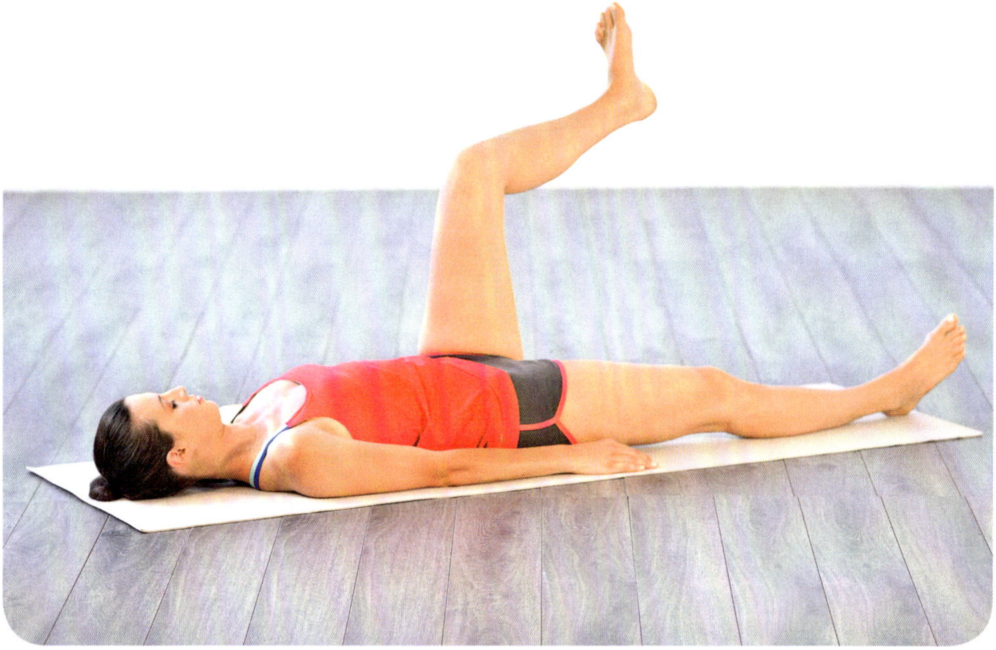

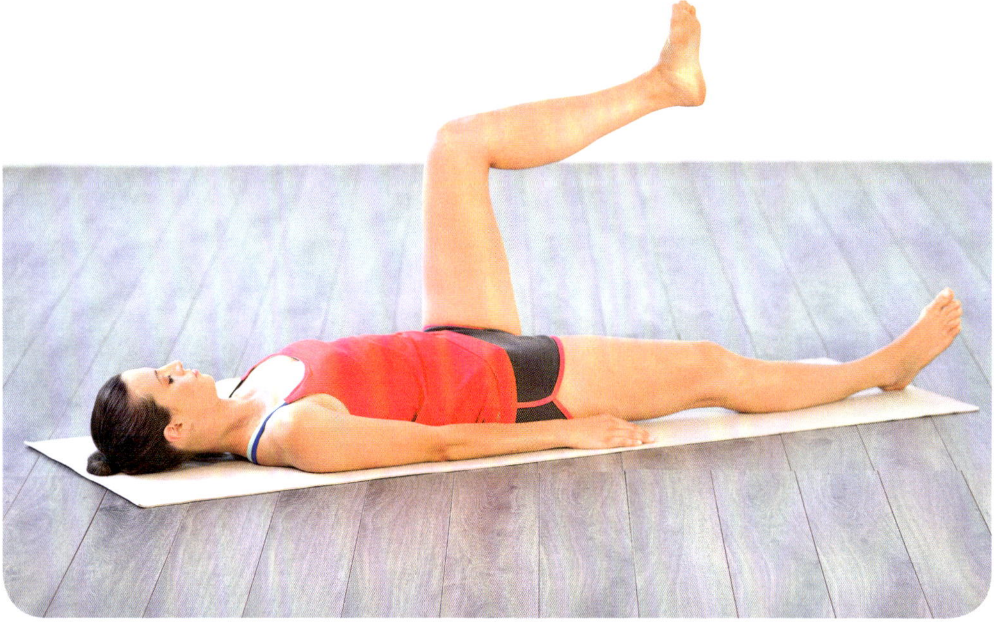

Test 4: Meniskus testen (Thessaly-Test)

Achtung: Schmerz bedeutet immer: »STOPP!«

Durchführung: Stellen Sie sich neben einen Stuhl mit Lehne, an dem Sie sich festhalten können. Stellen Sie sich auf das Bein, das die Beschwerden zeigt und heben Sie das andere vom Boden ab. Halten Sie das abgehobene Bein (den Oberschenkel) dicht am Knie des Standbeins – so können Sie das angehobene Bein als Hebel einsetzen und Ihre Drehbewegung im Kniegelenk besser kontrollieren.

Beugen Sie das Standbein etwas an (ca. 20 Grad). Dann drehen Sie das gebeugte Knie zuerst nach innen und dann nach außen. Dazu stehen Sie einmal links vom Stuhl (das Knie dreht dann nach innen) und einmal rechts vom Stuhl (das Knie dreht dabei nach außen). Die optimale Drehung im Knie erreichen Sie so: Drehen Sie den Oberschenkel, das Becken und den Oberkörper am besten gleich am Stück mit und greifen nach der Stuhllehne.

Zu beachten: Bei der Drehung des linken Knies nach innen steht der Stuhl rechts von Ihnen, bei der Drehung des linken Knies nach außen steht der Stuhl links von Ihnen.

Wichtige Info: Drehen Sie Ihr Knie bei fest stehendem Unterschenkel (d. h. der Oberschenkel macht die Bewegung, der Unterschenkel bleibt stehen) nach innen, testen Sie den Innenmeniskus. Drehen Sie das Knie (bei fest stehendem Unterschenkel) nach außen, testen Sie den Außenmeniskus.

Ergebnisse interpretieren

Geschädigte Menisken zeigen oft folgende Symptome: Schmerzen im Kniegelenk (innen oder außen am Gelenkspalt verstärkt), ein »schnappendes« Geräusch bei der Kniebewegung oder ein deutliches Gelenkknacken, vor allem beim Beugen.

Treten Ihre Beschwerden im Kniegelenk bei der Drehung des Knies nach innen auf, ist eher der Innenmeniskus betroffen. Spüren Sie sie eher bei der Drehung des Knies nach außen, so können Sie von einem verletzten Außenmeniskus ausgehen.

Hinweis: Dieser Test bietet Ihnen keine 100-prozentige Sicherheit über die Diagnose, er gibt Ihnen jedoch deutliche Hinweise auf einen eventuell vorliegenden Meniskusschaden. Sollten Sie Auffälligkeiten bei sich bemerken, wenden Sie sich unbedingt an Ihren Hausarzt oder Orthopäden!

» Knie nach innen drehen – Test für den Innenmeniskus.

» Knie nach außen drehen – Test für den Außenmeniskus.

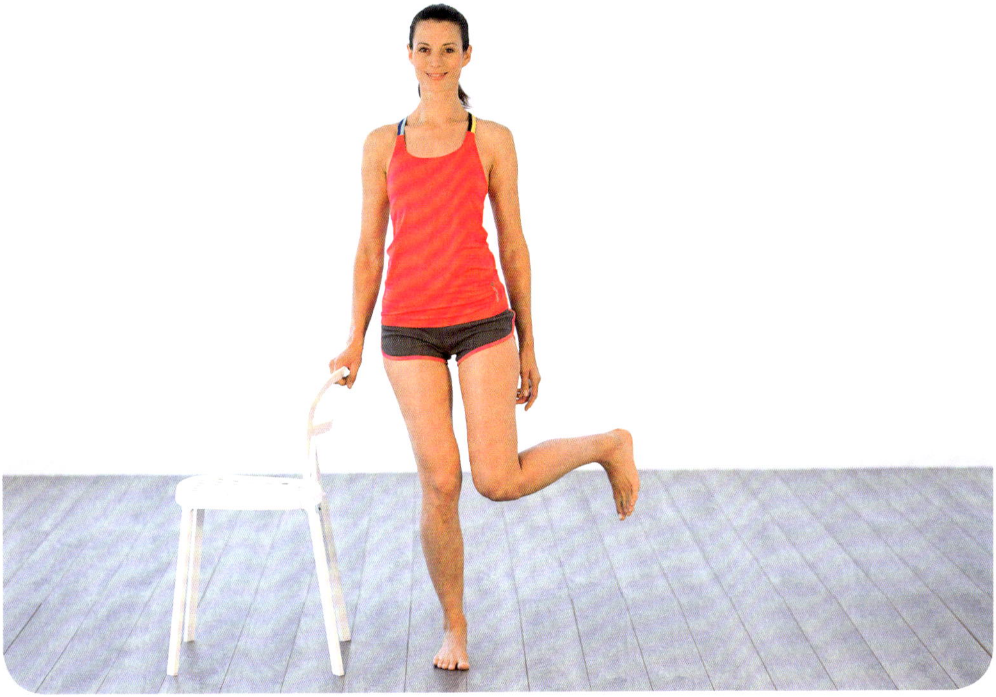

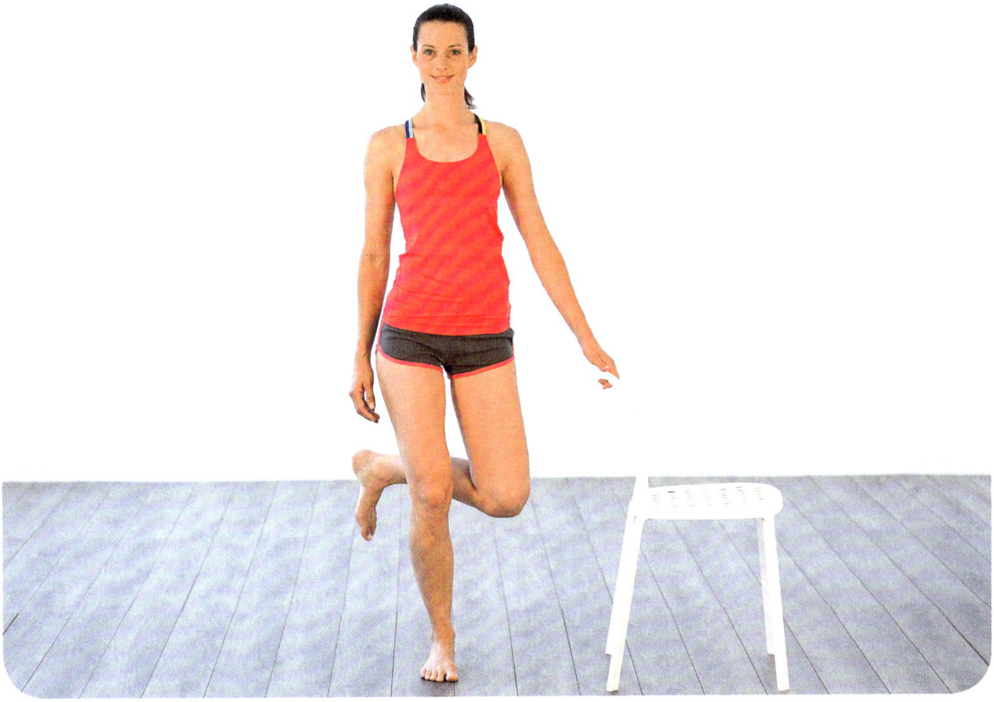

Noch zwei anfällige Kandidaten – die Kreuzbänder

Die Kreuzbänder sorgen dafür, dass der Unterschenkel nicht zu weit nach vorn oder nach hinten rutscht. Alles Weitere zum Aufbau und zur Funktion der Kreuzbänder lesen Sie im Kapitel »Meniskus und Kreuzband« (Seite 14). Die Kreuzbänder verhindern, dass die sog. »vordere oder hintere Schublade« entsteht. »Vordere Schublade« heißt, dass das Schienbein in gebeugter Position gegenüber dem Oberschenkel nach vorn absteht. Es bildet quasi eine Stufe oder eine Schublade. »Hintere Schublade« bedeutet: Diese Fehlstellung ist nach hinten zu beobachten – der Unterschenkel bildet eine Schublade gegen den Oberschenkel nach hinten.

Die Kreuzbänder sind v.a. durch komplette Risse oder durch Teilrisse (partieller Kreuzbandriss) betroffen. Auch Überdehnungen sind möglich. Grundsätzlich sind Verletzungen der Kreuzbänder die größten und auch folgenschwersten Verletzungen des Knies – und es sind typische Sportverletzungen. Die Spitzenposition nehmen dabei Fußball und der alpine Skisport ein, dort sind die klassischen Verletzungsmechanismen oft zu finden. Aber auch viele andere Sportarten, bei denen schnelle, abrupte Bewegungen nötig sind (Tennis, Badminton oder Squash), belasten die Kreuzbänder stark.

Der Kreuzbandriss tritt v.a. dann auf, wenn das Knie gebeugt ist und der Unterschenkel fest steht (fixiert ist) und dann eine zusätzliche Verdrehung passiert. Klassische alltägliche Situationen sind ein Sturz vom Fahrrad, ein Sturz die Kellertreppe hinunter oder ein Stolpern. Auch bei einem Sturz beim Skifahren ist das Kreuzband potenziell gefährdet.

Zudem kommt es bei einer Kreuzbandverletzung häufig zu Kollateralschäden, also Begleitverletzungen. Da der Innenmeniskus und das Innenband mit dem vorderen Kreuzband direkt verbunden sind, werden häufig der Innenmeniskus und das Innenband mit verletzt. Das sorgt dann für eine ausgedehnte Verletzung mit einer langen Regenerationszeit.

Typische Symptome bei einer Kreuzbandverletzung:

- Zu Beginn teils sehr starke Schmerzen, die jedoch auch meist rasch wieder nachlassen.
- Nach der Verletzung zeigt sich eine deutliche Schwellung, manchmal mit ausgedehntem Bluterguss in der Kniekehle und im Unterschenkel. Später zu bemerken ist eine starke Schwellungsneigung v.a. bei Belastung.
- Häufig folgt, dass das Knie instabil ist – beim Sport, aber auch bei alltäglichen Bewegungen. Das Gefühl ist, als würde das Knie »nachgeben« oder »einsacken« (»Giving-Way-Phänomen«).

Wer eine Kreuzbandverletzung hat, sollte sie angemessen und effektiv behandeln lassen. Sonst kommt es häufig zu einer Instabilität des Kniegelenks, was den Gelenkknorpel belastet. Damit steigt wiederum das Risiko, an einer Kniegelenkarthrose zu erkranken.

Kreuzband verletzt – was tun?

Wie meist, stehen verschiedene Wege zur Therapie offen. Entscheidungsgrundlage ist: Wie stark sind die Symptome und wie stark soll das Knie weiterhin belastet werden? Bei jüngeren Betroffenen (20 bis 55 Jahre), die einen ausgeprägten Aktivitätsdrang haben (viel Sport, aktive Freizeitgestaltung), wird gerne ein operatives Vorgehen vorgeschlagen. Denn sie möchten ihr Knie weiterhin recht intensiv nutzen und belasten. Dabei wären Störungen wie Instabilitäten nicht wünschenswert – oder gar eine Quelle für weitere Verletzungen und vorzeitige Abnutzung (Arthrose). Ist das Lebensalter bereits fortgeschritten, und/oder haben Betroffene eine geringe Neigung zu Aktivitäten (z. B. keine sportlichen Ambitionen), reicht mitunter eine konservative Therapie. Sie hält die Störungen so gering wie möglich. Sprechen Sie das für Sie am besten geeignete Vorgehen immer mit Ihrem Arzt und Therapeuten ab.

Kein Messer! – die konservative Therapie
Die konservative Therapie, also die ohne eine Operation, teilt sich in drei Phasen:

1. **Akutphase:** Direkt nach der Verletzung müssen Sie die unmittelbaren Auswirkungen und Symptome behandeln lassen. Sie erhalten eine Therapie, um das Knie zu mobilisieren – damit es wieder im vollen Umfang beweglich wird. Empfehlenswert auch: Schmerzbehandlungen und entstauende Maßnahmen. Dazu gehören z. B. Lymphdrainage, Bindegewebsmassagen in Kombination mit Faszientechniken und moderate Übungsbehandlungen. Sie entlasten das Gewebe und reduzieren die Schwellung. Der Startpunkt für in ein aktives Bewegungstraining ist auch da.
2. **Aufbauphase:** Sie werden immer aktiver! Sie haben nun meist auch keinen permanenten Schmerz mehr im Kniegelenk, sondern die Schmerzen sind abhängig von der Aktivität. Deshalb können Sie jetzt bereits mit einem effektiven Training von Ausdauer und Kraft in niedriger Intensität beginnen. Hintergrund: Durch die Aktivität »lehren« Sie das erneuerte Gewebe, steigende Belastbarkeit auszuhalten.
3. **Trainingsphase:** Die Belastung steigt, das medizinische Aufbautraining kann geplant beginnen. Voraussetzung dafür sind individuelle Messungen der Belastung, über sie lässt sich ein effektiver Trainingsplan erstellen. Am Beginn stehen immer Sportarten mit unspezifischen Belastungen (wie Laufen, Krafttraining, Gleichgewichtstraining). Dann kommen spezielle (sportartspezifische) Inhalte hinzu (wie Ball treten, Dribbeln, Tennis-Vorhand, Stoppbälle).

Rekonstruieren! – die operative Therapie
Wiederherstellen – das ist das Ziel einer operativen Therapie eines verletzten und gerissenen Kreuzbands. Dazu ist eine Operation nötig. Um die Kreuzbänder zu »flicken«, setzen die Ärzte körpereigenes Material ein (also Teile großer Sehen wie die der Sehne der Kniescheibe) oder auch künstliche Bänder.

Wer sich dieser Operation unterzieht, muss nach dem Eingriff die Folgen therapieren: Kraftverlust, Bewegungseinschränkung und Schmerz mit Schwellungsneigung. Das Ziel ist im Prinzip das der konservativen Therapie: Beweglichkeit, Kraft und Ausdauer des Kniegelenks wiederherstellen – durch Training. Nötig ist ebenfalls eine intensive funktionelle Übungsbehandlung. Funktionelles Training bedeutet, das Kniegelenk wird mit den Trainingsinhalten langsam in seiner normalen Funktion verbessert. Dabei werden alltägliche Bewegungen in einen sportlichen Kontext gebracht und trainiert, z. B. Kniebeugen, Ausfallschritte oder Jumps. Auch das einfache Hüpfen auf einem oder beiden Beinen gehört dazu.

Test 5: Stabilität testen

Durchführung: Sie stehen vor oder neben einem Stuhl mit Lehne. Daran können Sie sich festhalten. Stellen Sie die Füße etwa schulterbreit auseinander. Spannen Sie die Muskulatur Ihres Bauchs leicht an, damit schützen Sie Ihre Körpermitte und damit auch Ihre Wirbelsäule. Sie heben ein Bein an. Sie gehen in die Kniebeuge (sehr vorsichtig!): Dafür senken Sie das Gesäß Richtung Boden. Sie schieben nicht die Knie nach vorn über die Zehenspitzen hinaus. Wiederholen Sie diese Bewegung 8- bis 10-mal. Einbeinige Kniebeugen sind koordinativ anspruchsvoller als die klassische Variante und erfordern weitaus mehr Stabilität, um Ausweichbewegungen zu verhindern.

Zu beachten: Achten Sie auf eine gerade Beinachse: Dabei stehen Füße, Knie und Becken in einer möglichst geraden Linie übereinander – auch während der Bewegung. Was Sie vermeiden sollten ist, dass die Knie nach innen oder außen abknicken. Die Kniescheiben sollten immer nach vorn in Richtung Zehen zeigen. Während des Tests sollte der Abstand zwischen den Knien ebenfalls immer konstant bleiben.

Wenn Sie merken, dass Sie diesem Test die Knie nicht stabil in der Mitte halten können, sollten Sie diese Stabilität trainieren. Und: Wenn Sie sehen, dass

- Ihr Knie wegknickt,
- Sie Angst vor dem Wegknicken spüren,
- Sie ein »haltloses« Gefühl entwickeln,
- das Knie knackt,
- Schmerzen auftreten,

dann sollten Sie dringend Ihr Knie ärztlich oder physiotherapeutisch untersuchen lassen. Zu Ihrer eigenen Sicherheit.

Bewegungsbild: unauffällig?

Ein stabiles Kniegelenk kann die Beinachse während einer Bewegung halten, ohne in Ausweichbewegungen zu gehen. Das setzt voraus: vollständige Beweglichkeit, Schmerzfreiheit und ein koordiniertes Zusammenspiel von Gelenken und Muskeln.

Ergebnisse interpretieren

Wackelt Ihr »Problemknie« bei den Kniebeugen, oder Sie können es überhaupt nicht kontrollieren, dann steht für Sie das Stabilitätsproblem fest. Treten dabei auch Ihre typischen Symptome (instabiles, haltloses Gefühl, Schmerz, »Wegknick-Empfindung«) auf, sollten Sie Ihr Kniegelenk auf strukturelle Schäden untersuchen lassen.

» Kniebeugen im Stand – achten Sie auf eine gerade Beinachse und vermeiden Sie Ausweichbewegungen mit dem Kniegelenk.

» Einbeinige Kniebeuge – auf einem Bein stellt diese Übung schon deutlich mehr Ansprüche an Koordination und Gleichgewicht.

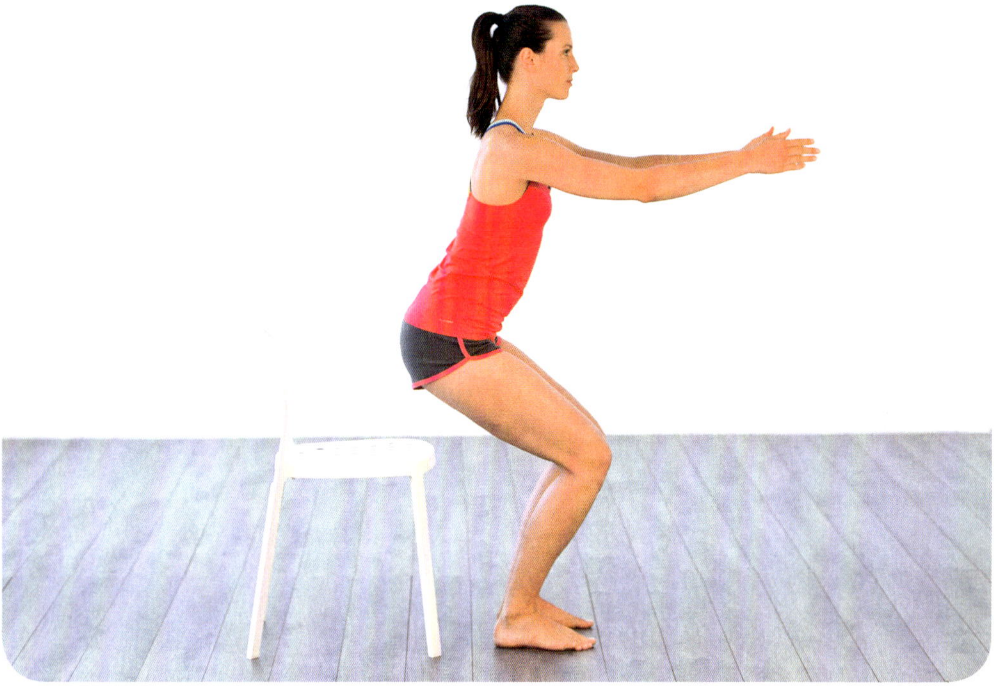

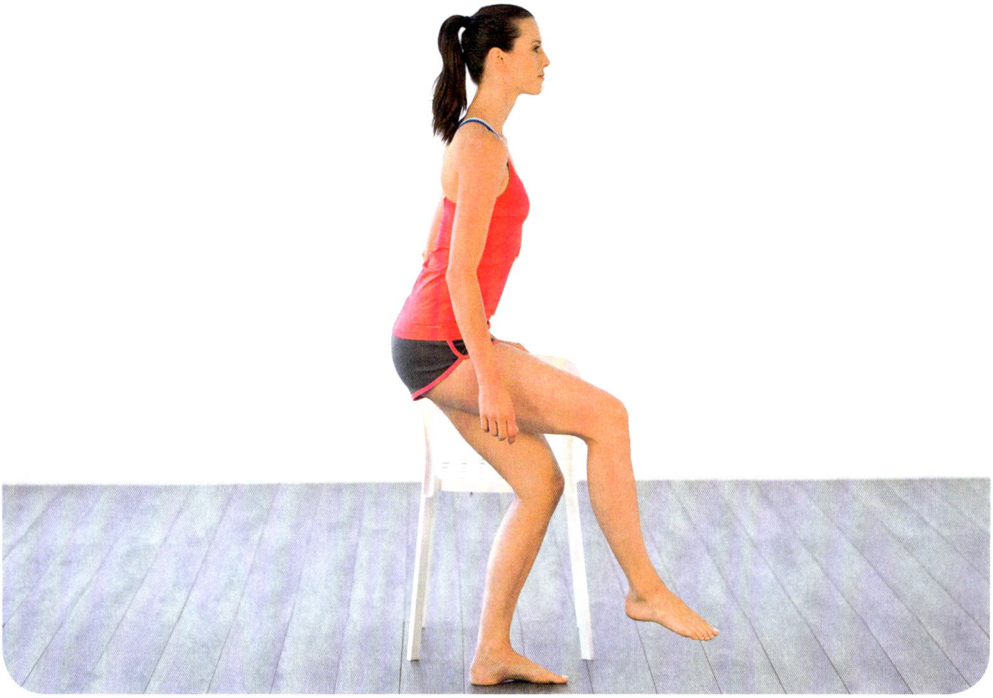

Test 6: Muskelspannung testen

Durchführung: Um die Beugung zu prüfen, legen Sie sich auf den Bauch und beugen das Kniegelenk an, bis Ihre Symptome auftreten. Nun spannen Sie die Beinbeugemuskeln (auf der Rückseite des Oberschenkels) noch stärker an, ohne dabei die Kniestellung zu verändern. Für die Streckung setzen Sie sich auf einen Stuhl und strecken das Bein bis an die Beschwerdegrenze. Nun spannen Sie die Streckmuskeln (auf der Vorderseite des Oberschenkels) noch etwas mehr an, ohne dabei die Kniestellung zu verändern.

Zu beachten: Achten Sie bei dem Test auch darauf, welche Symptome Sie entwickeln. Beispiele: auffällige Schwäche (Kraftlosigkeit) während einer Bewegung, verstärkter Schmerz oder auch Ausweichbewegungen. Werden Ihre Symptome durch die Anspannung der Muskeln verstärkt, sind an Ihren Beschwerden sicherlich auch Ihre Muskeln beteiligt. Trainieren Sie diesen Teil Ihres Gelenks!

Bewegungsbild: unauffällig?

Vergleichen Sie die Funktionen Ihrer Beuger mit denen Ihrer Strecker im Kniegelenk. Sie sollten bei den Tests dieser Muskelgruppen ähnliche Empfindungen wahrnehmen können:

- annähernd ähnlicher Kraftaufbau,
- möglichst dieselbe Entspannungsfähigkeit, ohne dass Krämpfe auftreten,
- keine Schmerzen.

Prüfen Sie Ihre Kniemuskeln sehr sorgfältig und achten Sie besonders darauf, wie sich die Symptome im Vergleich zu den reinen Bewegungstests verändern. Stellen Sie dabei auffällige Unterschiede fest, kann das bereits ein Hinweis auf eine gestörte Muskelfunktion sein.

Ergebnisse interpretieren

Können Sie die Symptome allein durch die verstärkte Spannung in der Muskulatur auslösen oder verstärken, ist eine Beteiligung der Muskulatur als Ursache für die Beschwerden wahrscheinlich.

Zusätzlich erhalten Sie Information über das Kräfteverhältnis dieser Bewegungsrichtungen. Sind beide Seiten gleich stark? Wenn nicht: In solchen muskulären Ungleichgewichten stecken viele Irritationsmöglichkeiten für den Bewegungsapparat! Auch das spricht für ein Training!

Allgemeine Hinweise: Sie werden bemerkt haben, dass Sie die Bewegungen bereits bei den anderen Tests gemacht haben. Der Unterschied hier ist aber, dass Sie die Muskeln angespannt haben. Können Sie darunter Beschwerden provozieren, sollten Sie sie mit Übungen trainieren, die Ausdauer, Kraft und Koordination verbessern.

» Testen Sie Ihre Beugefähigkeit mit verstärkter Muskelspannung – spannen Sie die hintere Muskulatur des Oberschenkels an.

» Beim Test für die Streckung halten Sie die Streckposition und spannen die Oberschenkelmuskeln auf der Vorderseite stärker an.

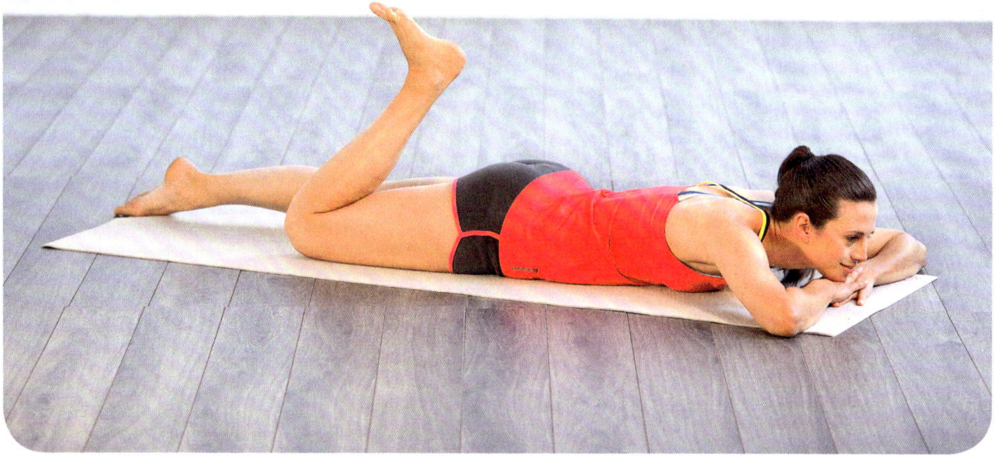

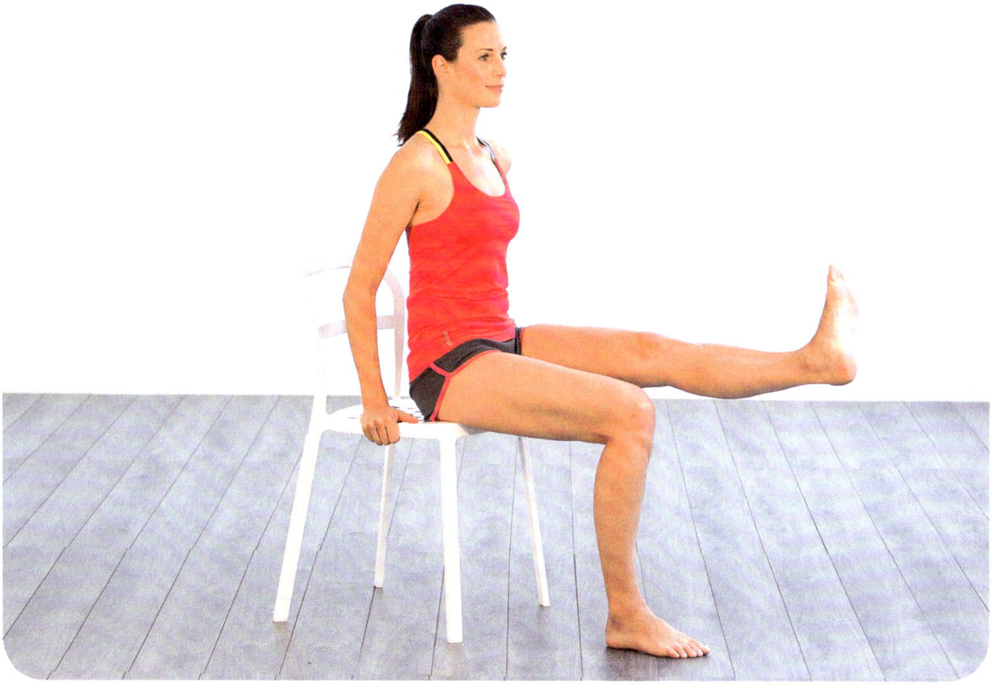

Test 7: Muskelausdauer testen

Streckmuskeln testen: Um die Ausdauer Ihrer Streckmuskeln zu testen, führen Sie einbeinige Kniebeugen durch. Stellen Sie sich hin und heben Sie ein Bein etwa 20 Zentimeter vom Boden ab. Halten Sie es in genau dieser Position. Beginnen Sie die Kniebeugen: Beugen Sie das Knie des Standbeins so weit an, bis das abgehobene Bein den Boden berührt. Wenn Sie das anfangs nicht schaffen, dann haben Sie aber auf jeden Fall schon einmal ein konkretes Trainingsziel! Danach strecken Sie das Knie wieder zur Ausgangsposition zurück. Zählen Sie die Anzahl der Wiederholungen, die Sie ohne Ausweichbewegung und ohne Mitbewegen des abgehobenen Beines schaffen. Vergleichen Sie Ihr Ergebnis mit den Normwerten in der Tabelle. Nun testen Sie noch Ihr anderes Bein.

Normwerte, die Sie bei der Kniebeuge ohne Beschwerden erreichen sollten.

Alter	Wdh. Männer	Wdh. Frauen
20	60	47
40	48	39
60	30	23

Beugemuskeln testen: Legen Sie sich auf den Rücken und stellen Sie die Beine an. Heben Sie ein Bein ab und strecken es in die Luft. Nun heben Sie das Becken komplett vom Boden ab und senken das Becken wieder bis kurz vor den Boden ab (ohne es ganz abzulegen). Zählen Sie die Wiederholungen und vergleichen Sie ihr Ergebnis mit den Normwerten in der Tabelle. Nun testen Sie noch Ihr anderes Bein.

Normwerte, die Sie bei der Hüfthebe-Übung ohne Beschwerden erreichen sollten.

Alter	WDH-Männer	WDH- Frauen
20	30	23
40	26	17
60	15	10

» Ausdauertest für die Streckmuskeln – zählen Sie nur die Wiederholungen, die Sie beschwerdefrei und korrekt durchführen können.

» Becken hoch – Ausdauertest für die Beugemuskeln! Legen Sie es während der Übung nicht komplett auf dem Boden ab.

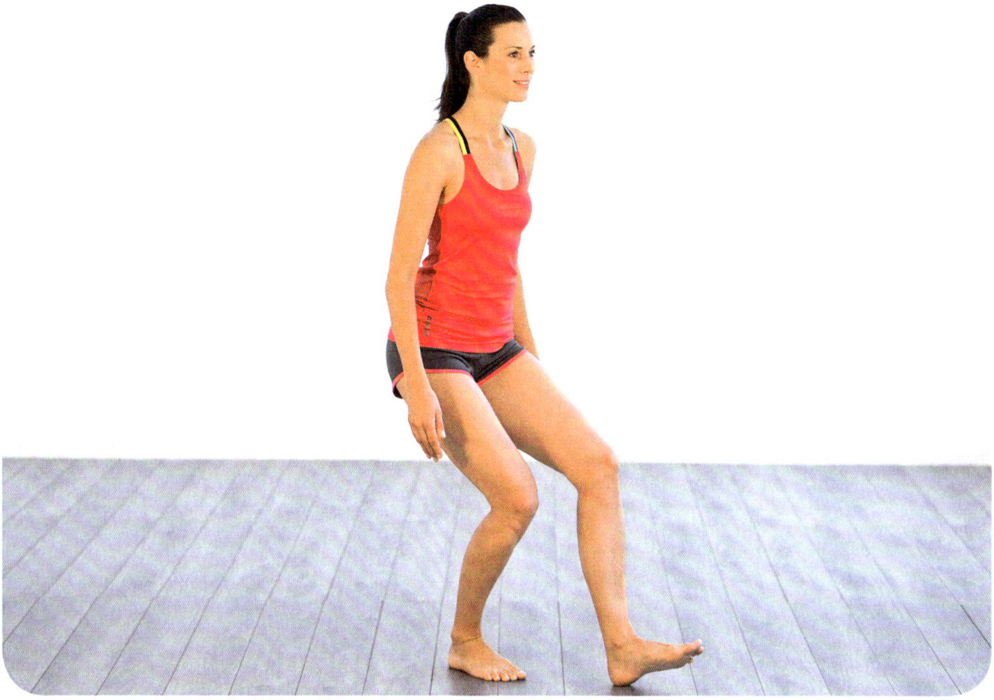

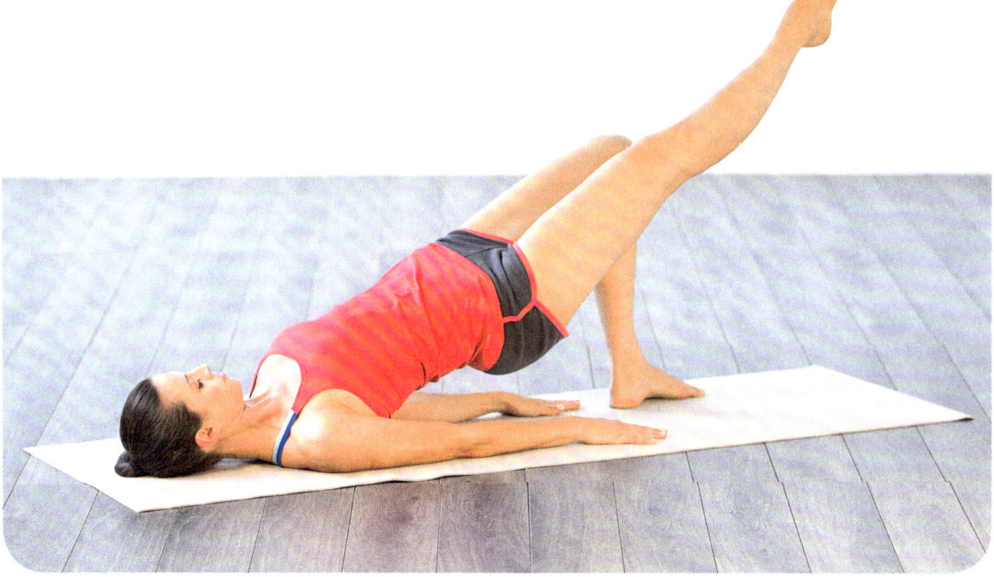

Test 8: Nerven testen

Durchführung: Wenn Sie Empfindungen wie Kribbeln, ausstrahlende (Miss-)Empfindungen oder ein reduziertes Gefühl im Knie haben, ist der folgende Test sinnvoll für Sie. Haben Sie hingegen klare, lokale Beschwerden bei einer Bewegung am Kniegelenk, können Sie diesen Test überspringen.

- **1. Schritt:** Die Ausgangsstellung für diesen Test ist die Bauchlage. Dann beugen Sie das Kniegelenk an, bis Sie Ihre Beschwerden deutlicher wahrnehmen können.
- **2. Schritt:** Halten Sie das Knie gebeugt und spreizen Sie den Oberschenkel seitlich nach außen ab. Behalten Sie dabei unbedingt die eingenommene Kniebeugung bei.
- **3. Schritt:** Halten Sie weiter unbedingt das Knie gebeugt und abgespreizt. Zusätzlich neigen Sie den Oberkörper vom Testbein weg auf die Gegenseite.
- Führen Sie die Tests im Seitenvergleich aus. Beginnen Sie mit der symptomfreien Seite. So können Sie besser die Wahrnehmungen der nicht betroffenen Seite mit der anderen vergleichen.

Ergebnisse interpretieren

Schritte 1 und 2: Steigern sich die Symptome, wie Kribbeln, während dieses Tests, ist eine Nervenbeteiligung wahrscheinlich.

Schritt 3: Steigern sich die Beschwerden weiter, ist das ein weiterer Beweis für eine Nervenbeteiligung.

Allgemeine Hinweise: Der hauptsächlich zuständige Nerv (Femoralis-Nerv), der an der Lendenwirbelsäule austritt und durch den Leistenkanal verläuft, zieht sich auf der Vorderseite des Oberschenkels bis zum Kniegelenk. Muskuläre Verspannungen, mechanische Reizung oder Störungen in der Mechanik des Knies können ihn reizen und irritieren. Treten dort Störungen auf, kommt es zu den typischen Symptomen bei Nervenreizungen:

- Ausstrahlende Empfindungen (Ziehen, Drücken, Schmerz) – meist am vorderen oder seitlichen Oberschenkel,
- Sensibilitätsstörung (eine reduzierte Wahrnehmung im Oberschenkelbereich) und evtl. auch Missempfindungen (Kribbeln, pelziges Gefühl), selten auch ein kompletter Ausfall der Empfindung (Anästhesie),
- Kraftverlust im Bein (z. B. beim Treppensteigen, beim In-die-Hocke-Gehen und wieder aufstehen).

Dieser Nerventest ist stufenweise in drei Schritten aufgebaut, um den Stress für das Nervensystem langsam kontrolliert zu steigern. Führen Sie die Testbewegung sorgfältig und achtsam Schritt für Schritt durch. Beachten Sie dabei auftretende Symptome. Stoppen Sie die Bewegung, wenn Sie die ersten Symptome wahrnehmen können, um Ihre Nerven nicht unnötig zu reizen.

Treten bei Ihnen unter diesen Nerven-Testbewegungen Symptome auf, sollten Sie die speziellen Übungen zur Mobilisation des Nervensystems in Ihr Trainingsprogramm aufnehmen.

Wichtig: Bei starken Taubheitsgefühlen (z. B. Sie spüren Ihren Oberschenkel oder den Fuß nicht mehr), deutlichen Bewegungsstörungen (z. B. Sie können das Bein nicht mehr kontrollieren oder nicht mehr anheben), sollten Sie zwingend den Arzt aufsuchen.

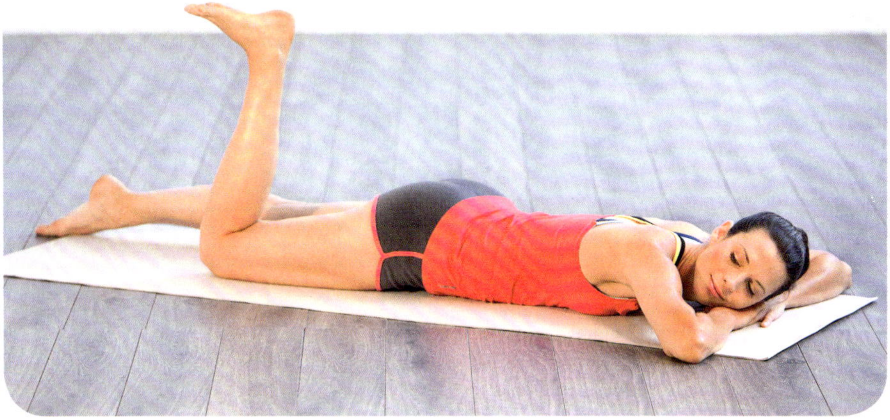

1. Schritt: Beugen Sie das Knie.

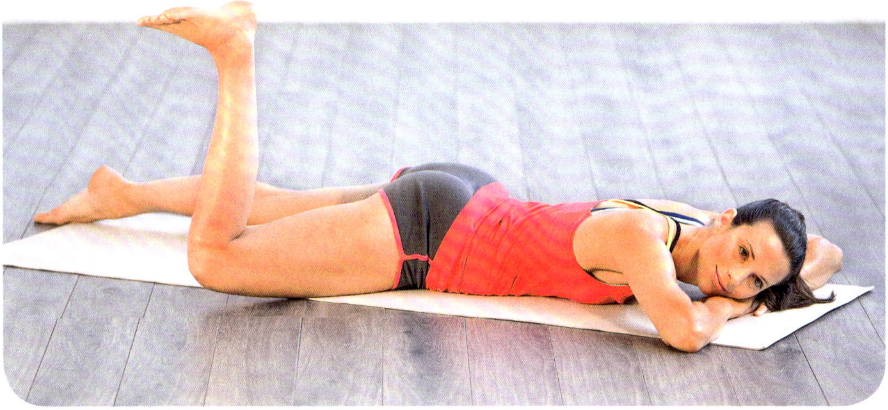

2. Schritt: Bewegen Sie das gebeugte Knie seitlich vom Körper weg.

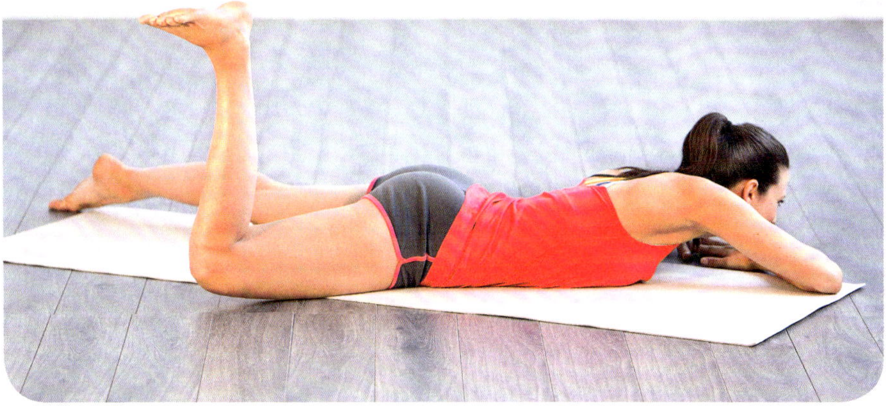

3. Schritt: Halten Sie das Bein gebeugt und neigen Sie zusätzlich Oberkörper zur anderen Seite.

Das Läufer-Knie

Ein Wort, viele Symptome – das Läufer-Knie kann verschiedene Ursachen haben. Und wer es hat, fühlt sich schnell stark beeinträchtigt. Aber was hilft? Dehnen, mobilisieren und vielleicht ein bisschen Eis.

Der Begriff »Läufer-Knie« fasst unterschiedliche Funktionsstörungen und Beschwerden zusammen. Typischerweise treten diese Beschwerden bei Laufsportlern auf. Dabei sollten Sie wissen, dass diese Symptome nicht nur beim Joggen, sondern auch beim Nordic Walking, Power Walking oder einfach beim Wandern auftreten können.

Meist handelt es sich dabei um entzündliche Prozesse an Sehnen (der Kniescheibe, des Quadrizepsmuskels oder des Tractus-iliotibialis-Muskels – einer Sehnenplatte an der Außenseite des Oberschenkels). Oder aber die Knorpelfläche der Kniescheibe ist verändert. Die Beschwerden entstehen dabei so: Durch eine permanente Überbelastung (Sie bereiten sich z. B. auf einen Wettkampf vor oder möchten Ihre eigenen Bestmarken knacken) entstehen häufig muskuläre Ungleichgewichte, kleine Verletzungen an den Sehnen oder starke Missbildungen am Gelenkknorpel. So kommt es zu kleinen Entzündungen mit meist sehr starken, lokalen Schmerzen. Zu diesen Beschwerden können auch Auffälligkeiten am Laufstil beitragen – z. B. ein stark nach innen gedrehter Unterschenkel. Auch Auffälligkeiten an der Hüfte, beispielsweise eine vergrößerte Drehbewegung beim Laufen oder zu schwache Gesäßmuskeln (Abduktionsmuskeln), tragen auch ihr Scherflein dazu bei.

Kniescheibe »zwickt«

Liegen die Schmerzen unterhalb der Kniescheibe, so ist der Verursacher meist die Patellarsehne an der Kniescheibe. Sie verbindet die Kniescheibe mit dem Unterschenkel und überträgt die Kräfte der Oberschenkelmuskulatur auf das Kniegelenk. Während einer Bewegung bewegt sich die Kniescheibe permanent in ihrem Gleitlager nach oben (zur Hüfte hin) und nach unten (zum Unterschenkel hin). Haben die beteiligten Muskeln allerdings zu wenig Kraft und Elastizität, wirkt sich das störend auf die Bewegungsbahn der Kniescheibe aus. Denn: Schon kleinste Veränderungen dieser Bahn bergen ein hohes Verletzungsrisiko. Darüber entstehen sehr starke mechanische Kräfte, die die Sehnen verletzen können.

Sind die Schmerzen eher hinter der Kniescheibe zu finden, so ist meist der dort befindliche Gelenkknorpel die Ursache. Läuft

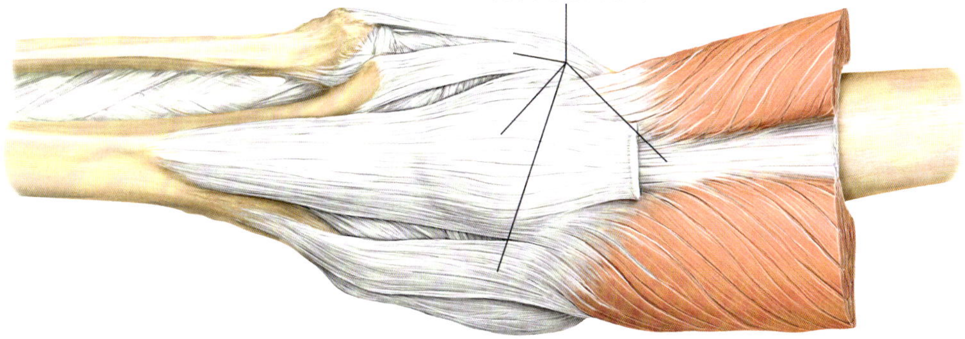

Die weiße Fläche zeigt das iliotibiale Band. Dieses verläuft bis zur Hüfte.

die Kniescheibe nicht wirklich rund in ihrem Gleitlager, entstehen stärkere Abnutzungen oder raue Stellen am Knorpel. Das erhöht die Reibungskräfte bei den Kniebewegungen, was wiederum Beschwerden verursachen kann.

Hat der Knorpel auf der Knierückseite erst Schaden genommen, steht der Arthrose Tür und Tor offen. Akute und auch chronische Reizzustände der Gelenkflächen und der Gelenkkapsel können die direkte Folge sein. Bleibt dieser Zustand unbehandelt, können sich auch Fehlbelastungen für Hüft- und Fußgelenke daraus ergeben.

Probleme mit dem iliotibialen Band

Hinter Schmerzen an der Außenseite des Kniegelenks versteckt sich das klassische »Läufer-Knie«. Unter Belastung (also beim Laufen) treten typische lokale Schmerzen an der Knieaußenseite (knapp unterhalb des Kniegelenkspaltes) auf. Die Schmerzen können auch ausstrahlen und sich bis zur Hüfte am seitlichen Oberschenkel entlang nach oben ziehen. Verantwortlich dafür sind eine hohe Spannung im iliotibialen Band und eine erhebliche Laufbelastung – und zwar trotz der Beschwerden. Viele Läufer neigen auch dazu, den Fußinnenrand beim Laufen sehr stark nach innen abzurollen und nach unten zu drücken (Überpronationstendenz).

Dabei kommt es tendenziell zu einer Innenrotation des Unterschenkels.

Diese Bewegung des Fußes bringt einen enormen Dehnungsstress auf das iliotibiale Band und sorgt dort darüber schnell für eine lokale Entzündung.

Bei permanenter Laufbelastung mit beibehaltener Fehlhaltung des Fußes können diese Beschwerden auch chronisch werden. Um die Beschwerden zu behandeln, können Sie Mobilisations- und Dehnungsübungen machen, auch lokale Eisanwendungen an der schmerzhaften Stelle sind hilfreich.

Schmerz beurteilen

Die Weltgesundheitsorganisation definiert Schmerz als »unangenehme Sinneswahrnehmung, die mit einer möglichen oder tatsächlich vorhandenen Gewebeschädigung (also einer Verletzung) einhergeht«. Jeder Mensch mit Schmerzen nimmt seinen eigenen Schmerz anders wahr als ein anderer von der gleichen Sache Betroffener. Schmerzempfindungen sind also nur sehr schlecht vergleichbar. Prinzipiell ist Schmerzempfindung eine sehr komplexe Leistung unseres Nervensystems.

Entzündungen sind die häufigste Ursache für Schmerzen. Und: Entzündungen sind prinzipiell nicht so schlecht wie ihr Ruf. Sie erfüllen durchaus eine sinnvolle Aufgabe in unserem Körper – und in unserem Immunsystem sogar speziell. Denn: Nur durch eine Entzündungsreaktion kann unser Körper Verletzungen heilen. Ohne Entzündung läuft diese Wundheilung langsamer und v. a. oft nicht komplett ab.

Gewebe verletzt – was passiert?

Stellen Sie sich vor, Sie schneiden sich in den Finger: Es gibt einen Schnitt und es tut weh. Was passiert weiter? Die Wunde blutet ein wenig – doch unser Körper stoppt die Blutung schnell. Das Blut trocknet an. Dieser Vorgang heißt Koagulation – Blutgerinnung. Die Gerinnung verstopft die kleinen Blutgefäße und gleichzeitig werden die Blutgefäße im Verletzungsgebiet enger gestellt, um damit den Blutfluss für den Zeitraum der Blutungsstillung zu reduzieren. Diese Maßnahme verhindert, dass der Blutverlust zu groß wird. Denn ein zu großer Blutverlust könnte einen lebensbedrohlichen Zustand bedeuten.

Im nächsten Schritt stellt der Körper die Gefäße wieder weit. Diese Maßnahme dient dazu, das Verletzungsgebiete mit Nähr- und Baustoffen besser versorgen zu können. Denn diese Stoffe werden im Verletzungsgebiet benötigt, um das verletzte Gewebe reparieren zu können. Es fließt also mehr Blut in das verletzte Gebiet – deshalb pocht der Schmerz manchmal im Pulsschlag. Diese stärkere Durchblutung führt auch dazu, dass sich das Gewebe rot verfärbt, wärmer wird und sich eine kleine Schwellung durch Flüssigkeitsansammlungen zeigt. Diese Schwellung allein schon kann Schmerzen auslösen. Denn Schwellung bedeutet Druckerhöhung im Gewebe und das führt zu einer Schmerzwahrnehmung.

Für eine normale Entzündungsreaktion spielt die Durchblutung eine alles entscheidende Rolle. Wir bekommen nur in gut durchbluteten Geweben eine ausreichende Entzündungsreaktion, die die Weichen für eine optimale Wundheilung stellt. Ist das verletzte Gewebe schlecht durchblutet, verzögert sich die Wundheilung womöglich deutlich oder sie läuft nicht vollständig ab

Kälte lenkt ab

Kühlen Sie Ihr schmerzendes Knie mit einem Cool-Pack aus dem Kühlschrank. Damit setzen Sie Ihre Schmerzschwelle nach oben und reduzieren eine eventuell vorhandene Schwellung. Darüber erreichen Sie, dass sich der Schmerz schnell reduziert. Die Kälte sollte dabei nicht länger als 30–40 Sekunden einwirken. Dafür können Sie diese Kälteanwendung mehrmals täglich durchführen.

(Defektheilung). Schlecht durchblutete Gewebe sind z. B. leider die Menisken der Kniegelenke oder die Bandscheiben an der Wirbelsäule.

Um die Verletzung bestmöglich heilen zu können, benötigt unser Körper am Anfang der Wundheilung vor allem zwei Dinge: Ruhe und Zeit. Ruhe in Form von möglichst wenig Bewegung und Belastung im verletzten Gebiet. Denn Bewegung verursacht bei einer akuten Entzündung v. a. eines: Schmerzen. Durch Bewegung verlagert sich auch Flüssigkeit (die Schwellung im Wundgebiet) und das führt hauptsächlich zu einem erhöhten Druck in den Bereichen der Verletzung. Das wird wiederum über Schmerzen wahrgenommen. Das Ziel: Uns davor zu schützen, zu viel mit dem verletzten Finger zu tun. Der Faktor Zeit spielt bei einer Entzündung ebenfalls eine große Rolle. Eine normale Entzündung hält etwa 5–10 Tage, also eine starke Woche, an.

Nach dieser Woche können Sie damit rechnen, dass sich die Symptome der Entzündung zunehmend reduzieren, bis sie letztlich komplett verschwunden sind. Dauert eine Entzündung länger als 10–14 Tage, ohne zumindest eine minimale Tendenz zur Besserung zu zeigen, benötigen Sie fachliche Hilfe von Ihrem Arzt oder von Ihrem Physiotherapeuten.

Schmerz beurteilen

Da Schmerz das bei Weitem häufigste und auch das quälendste Symptom ist, ist die Bewertung Ihrer Schmerzen sehr bedeutsam. Denn indem Sie damit beginnen, Ihre Schmerzen zu behandeln und dagegen zu üben, möchten Sie ja erreichen, dass sich der Schmerz positiv verändert – er sollte nachlassen und dann ganz verschwinden.

Die sog. Schmerzskala (NAS = nummerische analoge Schmerzskala) macht Schmerz messbar. Stellen Sie sich zur Beurteilung Ihrer Schmerzen eine Skala von 0–10 vor. 0 entspricht keinem Schmerz und 10 entspricht dem schlimmsten Schmerz, den Sie sich vorstellen können. Dokumentieren Sie die Stärke ihres Schmerzes wie folgt: Beim Beugen des Knies stellen Sie fest, dass Sie einen Schmerz in der Intensität 4 von max. 10 empfinden. Das können Sie etwa so dokumentieren: 4/10.

Mit dieser ersten Bewertung für die Stärke Ihres Schmerzes, können Sie später vergleichen, wie viel und in welche Richtung sich Ihr Schmerz verändert hat. Darüber ist es Ihnen möglich, die Effektivität Ihrer ärztlichen und physiotherapeutischen Therapie sowie die Wirksamkeit Ihrer ausgewählten Übungen zu kontrollieren.

Arthrose und die Folgen

Arthrose ist eine häufige Veränderung am Bewegungsapparat. Sie betrifft das Gelenk

Mit der NAS-Skala können Sie Ihre Schmerzstärke erfassen und kontrollieren.

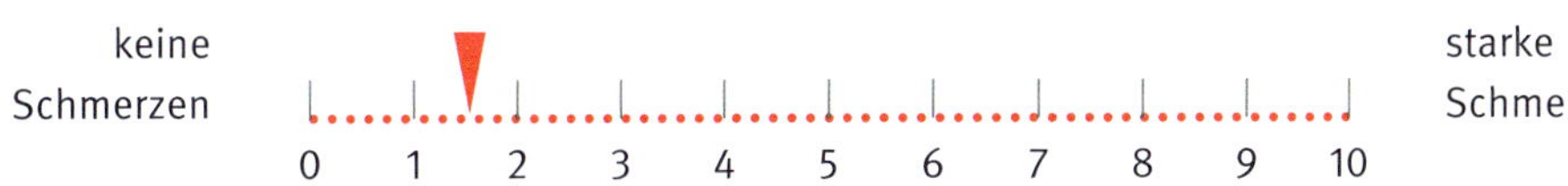

und dort die Knorpelschicht. Heute gilt eine arthrotische Veränderung eher als eine Anpassungsreaktion des Körpers auf Belastungsreize. Denn alle Bewegungen und Belastungen im Alltag (Hinsitzen, Aufstehen, Knien) und auch Sport verändern das Kniegelenk. Grundsätzlich hat ein arthrotisch verändertes Gelenk nicht mehr die normale Form und auch keine normale Funktion mehr.

Die typischen Arthrosesymptome sind:

- Einschränkungen in der Bewegung
- Schwellungsneigung (evtl. auch Entzündungsneigung)
- Schmerzen
- Formveränderungen der großen Gelenke

Aber – eine Arthrose kann auch ohne Symptome auftreten. Manche Menschen haben eine hochgradige Veränderung – und dennoch vergleichsweise geringe Symptome. Andererseits gibt es Menschen mit einer geringen Arthrose, die dafür aber sehr starke Symptome zeigen. Das legt den Schluss nahe: Arthrose ist nicht gleich Arthrose. Diese Veränderung hat also auch wieder viele Gesichter.

Eine Arthrose, zwei Gruppen

Einseitige Körperhaltungen in Beruf und Freizeit, immer wiederkehrende Spitzenbelastungen einzelner Gelenke, einseitige sportliche Belastungen in einem ansonsten etwas bescheidenen Trainingszustand begünstigen das Entstehen einer Arthrose, vor allem durch unkontrollierte Belastung. Auch kleinere Verletzungen können begünstigen.

Regenerative Arthrose. Dazu zählen kleinere Veränderungen am Gelenkknorpel, die eventuell reversibel, also umkehrbar, sind. Diese Veränderungen kann unser Körper wieder ausgleichen und sie hinterlassen meist keine bleibenden Symptome. Wer diese Arthrose hat, nimmt meist nur kleine Unannehmlichkeiten wahr, wie Gelenkreiben oder ein vorübergehendes Gelenkknacken. Manchmal treten auch zeitlich begrenzt leichte Schmerzen auf, die aber wieder völlig verschwinden können.

Degenerative Arthrose. Das ist ein fortschreitender Prozess, in dem sich der Gelenkknorpel abbaut. Der Krankheitsverlauf ist fortschreitend. Er geht einher mit längeren schmerzhaften Episoden, in denen die Beweglichkeit des Knies stark eingeschränkt ist. Oft bleiben auch funktionelle Defizite bestehen.

Wie Arthrose entsteht

Der Gelenkknorpel ernährt sich durch einen ausbalancierten Wechsel von Druck und Zug, also durch ein moderates Wechselspiel von Be- und Entlastung. Diese mechanischen Reize sorgen dafür, dass im Gelenk die »Gelenkschmiere« (synoviale Flüssigkeit) besser verteilt wird. Diese Flüssigkeit transportiert Nähr- und Baustoffe für den Gelenkknorpel.

Diesen Vorgang kann man sich vorstellen wie das Ausdrücken eines Schwamms. Herrschen große Druckkräfte, verliert der Schwamm – genauso wie der Gelenkknorpel – Flüssigkeit, er wird spröde, rissig und damit verletzungsanfällig. Unter Entlastung kann der Schwamm – wie der Gelenkknorpel – sich wieder mit Flüssigkeit und damit Nähr- und Baustoffen vollsaugen. Optimale Bedingungen für einen Gelenkknorpel herrschen also dann, wenn sich Druck und Zug (Be- und Entlastung) im Gelenk gleichmäßig abwechseln.

Kommt dieses Verhältnis aus dem Gleichgewicht, entstehen Störungen, die auch größere Ausmaße annehmen können.

Eine Arthrose tritt meist an einem stark benutzten und belasteten Gelenk auf, oft zieht sie auch eine Störung in der Funktion nach sich. Das Kniegelenk ist ein solches stark belastetes Gelenk. Es muss sich den ganzen Tag mit der einwirkenden Schwerkraft und dem Körpergewicht bei Belastungen auseinandersetzen. Wird der Gelenkknorpel permanent belastet, ohne die so wichtigen Entlastungsphasen zwischendurch, kommt es zu einem Abbau von Gelenkknorpel.

Einmal zerstörten Gelenkknorpel kann unser Körper nicht in kurzer Zeit wieder aufbauen und ersetzen. Auf einer Röntgenaufnahme eines Knies mit Arthrose wird zu erkennen sein, dass der Gelenkspalt schmaler ist als üblich, das Bild rührt von dem Abbau der Knorpelmasse her. Hat sich im Laufe der Zeit der Gelenkknorpel abgerieben, werden Sie meist auch deutliche Symptome bemerken. Dann lautet die Empfehlung: Behandeln Sie das betroffene Gelenk.

Arthrose therapieren

Der erste Schritt sollte eine Bewegungstherapie sein, die ganz auf die Bedürfnisse des Betroffenen zugeschnitten ist. Darüber können Sie erreichen, das bestmögliche Verhältnis zwischen Be- und Entlastung am Gelenk wiederherzustellen. Bekommt das Gelenk wieder ausreichende Bewegungsreize, sind auch die Muskeln, die das Gelenk entlasten, wieder aktiver – und der arthrotische Zustand wirkt sich dadurch vielleicht nicht ganz so einschränkend aus. Zeigen diese Maßnahmen keine ausreichende Wirkung, müssen weitere Therapieschritte folgen.

Schmerzmedikation. Um die Gelenk- und Bewegungsschmerzen zu verbessern, ist manchmal eine Schmerzmedikation sinnvoll. Jedoch sollte sie im weiteren Verlauf durch Bewegungsreize ergänzt werden. Denn nur das hält den Abbau im Gelenk so gering wie möglich. Reichen diese Schritte wiederum nicht aus, kommen weitere Möglichkeiten in Betracht.

Schmiermittel einbringen. Wenn Ihre arthrotischen Beschwerden sehr hartnäckig sind, kann der Orthopäde eine Injektionstherapie einleiten. Dabei bringt er Hyaluronsäure in den Gelenkspalt ein, die für eine bessere »Schmierung« des Gelenkknorpels sorgt und die mechanische Reibung (die bei Bewegung entsteht) reduziert.

Operative Eingriffe. Helfen diese »minimalinvasiven« Eingriffe nicht weiter, müssen Sie intensivere Therapien ausschöpfen. Optionen sind eine Transplantation von Knorpel oder eine Knochen-Knorpel-Stanzung. Diese Eingriffe können den weiteren Abbau des Kniegelenks noch einige Zeit aufhalten.

Gelenkersatz. Die endgültige Lösung wird anschließend häufig im Gelenkersatz gesucht. Der Austausch des Kniegelenks (TEP: Totalendoprothese) ist eine endgültige operative Maßnahme, sie ist nicht mehr reversibel. Ein künstliches Kniegelenk hält heute durchschnittlich etwa 20 Jahre. Deshalb wird der Gelenkersatz im Normalfall so lange wie möglich hinausgezögert.

Tipps bei akuten Schmerzen

Schmerzen sind Warnsignale unseres Körpers vor drohender oder bereits erlittener Verletzung. Sie schützen uns vor Überlastungen und weiteren möglichen Schäden. Auf Schmerzen zu reagieren, ist also durchaus sinnvoll und wichtig.

Treten bei Ihnen Schmerzen bei einer bestimmten Belastung auf, tun Sie gut daran, diese Belastung vorübergehend zu unterlassen. Empfinden Sie Schmerz bei speziellen Bewegungen, sollten Sie diese Bewegung vorübergehend vermeiden – oder zumindest anders durchführen. Wenn Sie bereits einen dieser akuten Schmerzen wahrnehmen, ist entweder schon etwas verletzt worden oder kurz davor, verletzt zu werden. Unser Körper kann verletztes Gewebe heilen, und er kann lernen, Funktionsstörungen zu beheben. Alles, was er dazu braucht, ist Ihre Zuwendung und Hilfe – also Entlastung bei bestimmten Arbeiten und spezielle Übungen zur aktiven Regeneration.

Kleine Tricks gegen den Schmerz

Da unser Nervensystem Schmerzen wahrnimmt, können wir darüber auch Schmerzen beeinflussen. Denn die Nerven sind auch für andere Empfindungen und Sinneseindrücke zuständig. Dazu gehören das Wahrnehmen von Berührungen (mechanische Reize wie Druck oder auch Zug oder Reibung), das Wahrnehmen von Bewegungen und letztlich das Fühlen von Temperaturunterschieden (thermischer Reize, wie kalt oder warm).

Da unser Körper nicht alle Reize gleichzeitig und im gleichen Maß empfinden kann, liegt genau darin eine gute und einfache Möglichkeit, die Wahrnehmung von Schmerzreizen zu reduzieren. Und zwar, indem wir auf andere Empfindungen fokussieren. Wenn wir unserem Körper z. B. verstärkt mechanische Berührungsreize anbieten, reduziert das die Schmerzwahrnehmung. Auch Kälte ist dazu hervorragend geeignet.

Mechanische Reize

Schmerz mechanisch zu überlagern, gelingt bereits durch einfache Berührung an der Problemstelle. Deshalb: Reiben oder klopfen Sie über die schmerzhafte Stelle am Kniegelenk. Das kann kreisförmig, von oben nach unten oder auch von rechts nach links geschehen. Kneten Sie die Muskeln sanft durch oder heben Sie die Haut vorsichtig etwas ab, bis der Schmerz nachlässt. Vermutlich wird der Schmerz daraufhin nicht komplett beseitigt

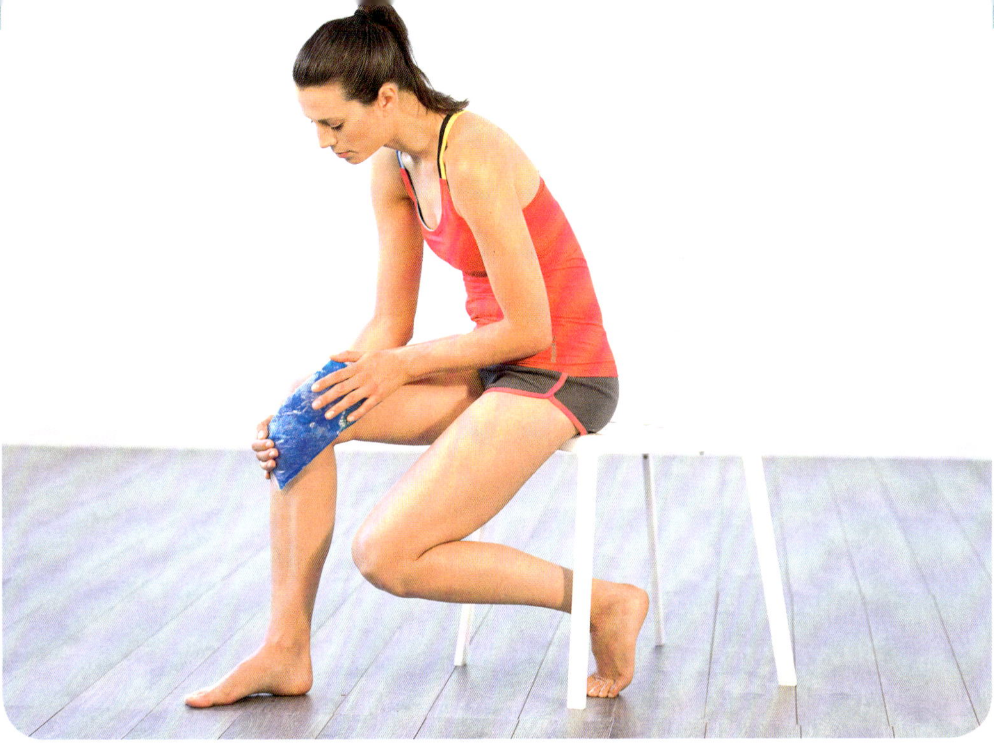

sein, aber er steht zumindest für eine Weile nicht mehr so stark im Vordergrund.

Bewegungsreize

Genauso verfahren Sie mit Bewegungen. Bewegen Sie Ihr Bein so, dass keine zusätzlichen Schmerzen entstehen. Machen Sie anfangs eher kleine und langsame Bewegungen und steigern Sie sich langsam. Suchen Sie für die Bewegung eine Ausgangsposition, in der Sie keine Schmerzen haben – so haben Sie die bestmögliche Kontrolle über das Kniegelenk und können die Bewegung gut steuern.

Thermische Reize

Eine weitere effektive Möglichkeit, die Schmerzen zu reduzieren, sind thermische Reize. Also Kälte (Eispackung, Gelpack aus dem Kühlschrank) oder Wärme (Kirschkernsäckchen, Bettflasche, Heizkissen, Rotlichtlampe usw.) Kälte und Wärme haben primär denselben Effekt: Sie provozieren eine Mehrdurchblutung an der Stelle, an der die Reize einwirken. Das können Sie auch sehr schön an der auftretenden Rötung erkennen, die sowohl bei Kälte- als auch bei Wärmeanwendung auftritt.

Eine pauschale Empfehlung, ob Kälte oder Wärme für Sie effektiver ist, gibt es nicht. Probieren Sie einfach aus, welche Form Ihnen in der momentanen Situation am besten hilft – das spüren Sie sofort.

Lagerung als Hilfe

Selbst bei akuten Knieschmerzen lässt sich eine Körperhaltung für das betroffene Gelenk finden, in der die Schmerzen nachlassen. Testen Sie verschiedene Beugepositionen des Kniegelenks aus und kombinieren Sie sie mit unterschiedlichen Fußpositionen (dadurch kann der Unterschenkel im Kniegelenk nach innen oder außen gedreht werden). Haben Sie damit noch nicht den gewünschten Erfolg, nehmen Sie Lagerungsmaterial, z. B. Kissen oder auch Decken zu Hilfe. Lagern Sie Ihr Knie bequem, etwa mit einem Kissen unter der Kniekehle. Zudem kombinieren Sie die Lagerung mit einem Coolpack.

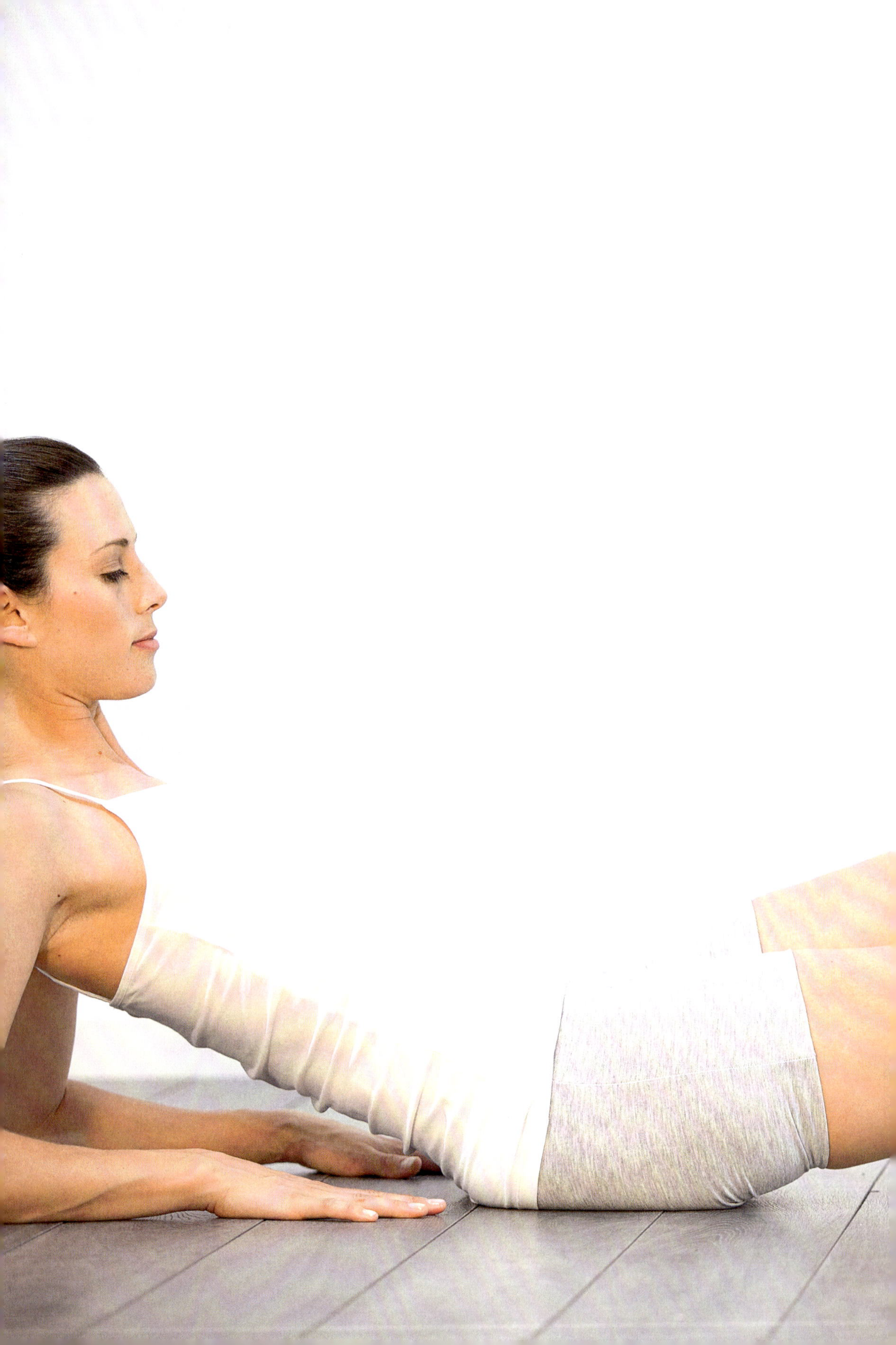

Ihr maßgeschneidertes Übungsprogramm

Keine Gelegenheit, die Zeit rast! Der anstrengende Tag forderte sämtliche Lebensgeister? Lassen Sie sich zeigen, wie Sie Ihrem Knie mit wenig Aufwand sehr viel Gutes tun.

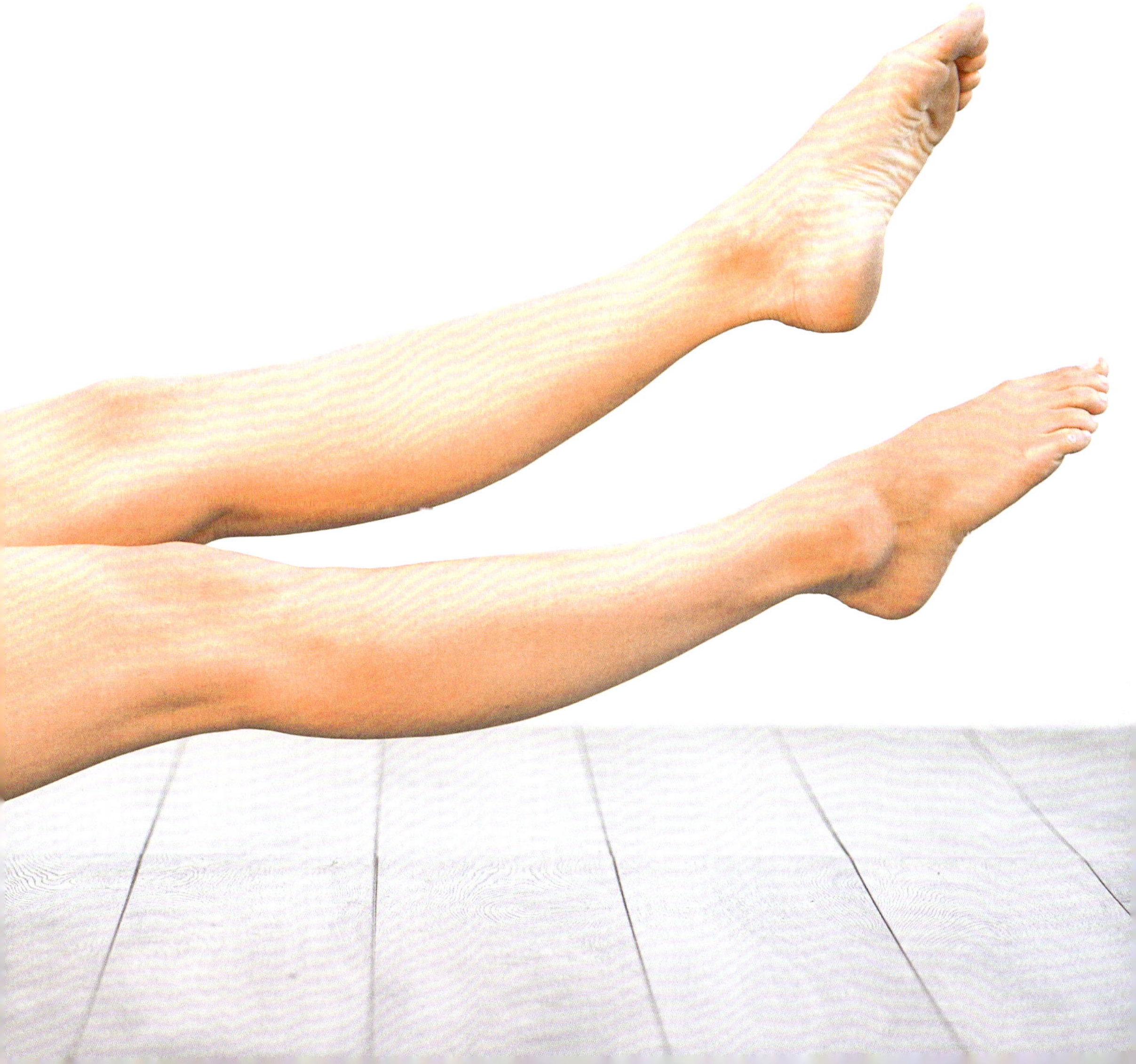

Übungsprogramme dreimal anders

Trainingsprogramme müssen v. a. eines sein: passend für viele Lebenssituationen und einfach in der Anwendung. Sie dürfen nicht einengen, sollten variabel sein. Lesen Sie nach, wie das funktionieren kann.

Drei praxiserprobte kurze Trainings zeigen Ihnen, wie Sie Ihre Beschwerden dauerhaft verbessern können. Wie viel Zeit Sie dafür aufwenden, bleibt ganz Ihnen überlassen! Je nach Stadium Ihrer Beschwerden ergeben sich unterschiedliche Voraussetzungen und Notwendigkeiten für Ihr Training. Aber nun von Anfang an.

Akut – »10-Minuten-Trainingsprogramm«

Grundsätzlich gilt: Wenn Sie akute Beschwerden haben, erfordert das Ihre konsequente Zuwendung – z. B. über regelmäßiges Training. Dann sollten Sie sich vorerst täglich damit auseinandersetzen und etwas dagegen unternehmen. Sehr hilfreich ist dabei das »10-Minuten-Trainingsprogramm«. Damit können Sie auch gut herausfinden, was Ihnen guttut.

Dazu reichen in der Regel 3–5 Übungen aus, die Sie anhand Ihres Testergebnisses auswählen. Dieses Programm führen Sie dann täglich aus – und das hält sich in einem überschaubaren zeitlichen Rahmen. Sie können auch fünf Tagesprogramme entwerfen, um ein wenig Abwechslung in das Training zu bringen. Für jeden Tag ein anderes.

Steckbrief

Sie haben 3–5 für Sie geeignete Übungen gewählt. Ergänzen können Sie diese gerne durch Übungen aus dem Bereich der Ausdauer, der Kraft oder Übungen mit koordinativem Anspruch.

Wenn Sie nun mit jeder Übung vier Durchgänge mit jeweils 15–25 Wiederholungen machen und zwischen den Durchgängen eine angemessene Pause von etwa 20–30 Sekunden einhalten, haben Sie einen Trainingszeitraum von etwa 10 Minuten realisiert. Sind Sie mit den Übungen vertrauter, können Sie die Pausen zwischen den Durchgängen reduzieren – und vielleicht zusätzliche Übungen oder mehr Durchgänge einbauen.

Restbeschwerden – »2 × 30-Minuten-Programm«

Klingt die akute Phase ab oder haben sich chronische Beschwerden entwickelt, ist das ein klares Zeichen an Sie für weitere Trainingseinheiten. Als chronisch können Beschwerden bezeichnet werden, die konstant länger als 6 Monate bestehen. Dann üben Sie weiter regelmäßig, aber nicht mehr täglich. Damit stärken Sie Ihr Kniegelenk und bereiten es vor für künftige Belastung in Alltag und Sport.

In diesem Fall bieten Sie Ihrem Körper am besten das »2 × 30-Minuten-Programm« an. Das Programm ist sehr effektiv, weil intensiv, und Sie absolvieren es in einem überschaubaren zeitlichen Aufwand. Für dieses Training wählen Sie 8–12 Übungen nach dem Ergebnis Ihres Tests aus. Sie führen es dann zweimal pro Woche durch. Gerne können Sie auch zwei verschiedene Trainingsprogramme für jeden Ihrer zwei Trainingstage entwerfen.

Steckbrief

Sie haben Ihre 8–12 Übungen ausgewählt. Sie können sie wieder ergänzen mit Übungen für Ausdauer, Kraft und Koordination.

Darüber ergibt sich bei vier Durchgängen pro Übung mit 15–25 Wiederholungen, inklusive Pausen, eine Trainingszeit von 30 Minuten. Und auch hier gilt wieder: Sind Sie trainierter, können Sie die Pausenzeiten reduzieren und z. B. die Anzahl der Durchgänge steigern.

Zurück im Alltag – »Wo-ich-geh-und-steh-Programm«

Haben Sie Ihre Beschwerden wieder im Griff, kann ein Übungsprogramm mit kleinen praktischen Übungen Ihnen die nötige Stabilität für alltägliche Belastungen bieten. Vor allem, wenn Sie regelmäßig unter einseitigen Belastungen stehen, bringen die kleinen Übungen für Zwischendurch Entlastung für Ihr Kniegelenk.

Training variieren

Für Abwechslung in allen drei Programmen sorgen Sie so: Schreiben Sie Ihre Übungen auf kleine Zettel (z. B. Post-its). Wählen Sie aus allen Übungen 15–20 aus. Die Zettel falten Sie zweimal und packen alle in ein Glas. Nun ziehen Sie an jedem Trainingstag Ihre 3–5 Übungen des Tages (für das tägliche 10-Minuten-Programm) oder Ihre 8–12 Übungen (für das 2 x 30-Minuten-Programm). Das überrascht Ihren Körper immer wieder und macht Ihr Training effektiver.

Hinweise für am Knie Operierte

Wenn Sie eine Operation am Knie hinter sich haben, gelten für die ersten Wochen danach besondere Regeln und Vorsichtsmaßnahmen. Denn Sie möchten ja, dass die Heilung reibungslos verläuft und Sie schnell wieder beweglich sind.

Eine Operation gleicht in den Auswirkungen immer einer akuten Verletzung. Im Prinzip ist eine Operation eine gewollte und kontrolliert angebrachte Verletzung von Gewebe und unterliegt damit den Regeln der Wundheilung, wie Sie im Kapitel »Gewebe verletzt – was passiert?« (Seite 56) lesen können. Das bedeutet etwa: 8–12 Tage Entzündung (deutlich reduzierte Belastbarkeit), 20 Tage Neubildung von Gewebe (immer noch etwas reduzierte Belastbarkeit, der Zeitpunkt für medizinisch kontrolliertes Training) und 60–360 Tage Umbauphase (langsam steigende Belastungen bis zur Vollbelastung und medizinische Trainingsplanung). Das Ziel: Das neue Gewebe bekommt die erforderliche Stabilität, Kraft und Elastizität für alle Alltagsaufgaben und Sport.

Nach einer Operation müssen Sie sich an bestimmte Planungszeiten halten, was die Auswahl der Übungen betrifft. Diese sollten Sie unbedingt mit Ihrem Arzt (im besten Fall immer mit dem Operateur, der Ihr Knie am besten kennt) oder Ihrem Therapeuten besprechen. Nur so können Sie Überlastungen und Störungen in der Wundheilung vermeiden.

Dennoch gibt es Übungen, die Sie bereits im frühen Stadium der Wundheilung machen können, damit Sie früh in Bewegung kommen.

Hinweis: Anfangs genügen drei Durchgänge der Übungen, mit je 8–10 Wiederholungen.

Knie vorsichtig strecken

Sie sitzen auf einem Stuhl und legen ein Kissen oder ein Handtuch auf den Boden. Stellen Sie den Fuß des operierten Beins auf das Kissen. Schieben Sie das Kissen mit dem Fuß auf dem Boden nach vorn (das entspricht einer Streckbewegung). Führen Sie diese Bewegung langsam und kontrolliert durch. Sie können die Bewegung immer vor dem Schmerz stoppen. Bewegen Sie zu Beginn immer im schmerzfreien Bereich. Zudem: Achten Sie auf eine korrekte Beinachse (Kniescheibe und Zehen in einer Linie) und gönnen Sie Ihrem operierten Knie rechtzeitige Erholungspausen.

Knie vorsichtig beugen

Sie sitzen auf einem Stuhl und legen ein Kissen oder ein Handtuch auf den Boden. Stel-

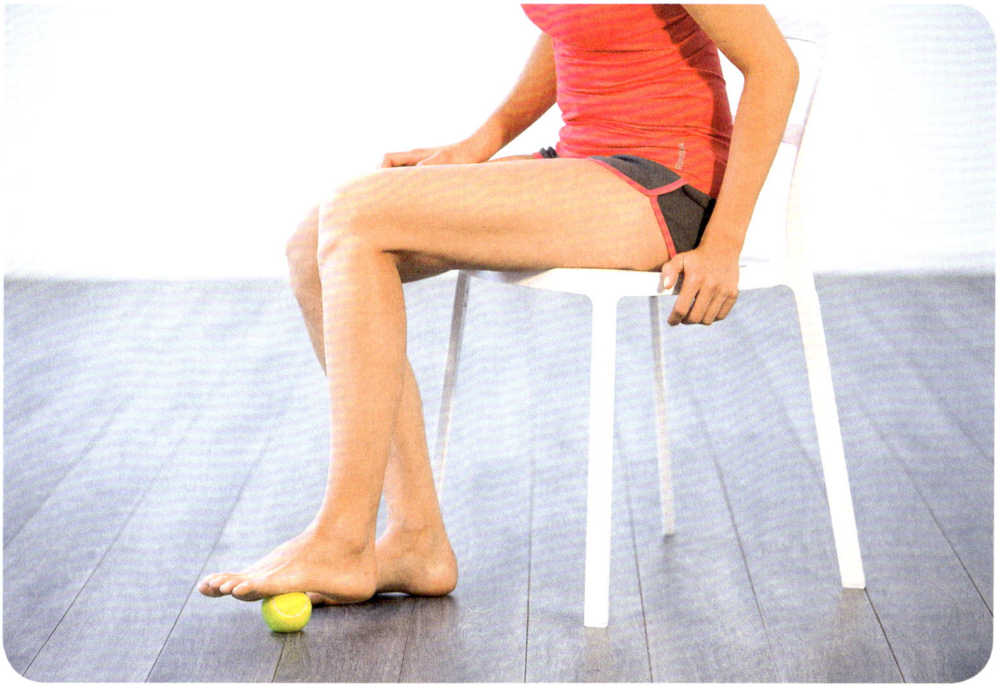

len Sie den Fuß des operierten Beines auf das Kissen. Ziehen Sie das Kissen wieder nach hinten zurück (das entspricht der Beugebewegung). Führen Sie diese Bewegung langsam und kontrolliert durch. Sie können die Bewegung immer vor dem Schmerz stoppen. Bewegen Sie zu Beginn immer im schmerzfreien Bereich. Zudem: Achten Sie auf eine korrekte Beinachse (Kniescheibe und Zehen in einer Linie) und gönnen Sie Ihrem operierten Knie rechtzeitige Erholungspausen.

Beweglichkeit trainieren

Sie legen sich auf den Bauch und platzieren das operierte Bein auf dem nicht operierten. Das Ziel: Ihr nicht operiertes Bein kann die Bewegung in die Beugung unterstützen und Sie können das Gewicht des Beins ablegen. So können Sie das Knie bald besser beugen und an Ihrer Beweglichkeit arbeiten, ohne das Knie zu überlasten. Beachten Sie: Kontrollieren Sie die Beinachse und vermeiden Sie Ausweichbewegungen oder Schmerzen während der Bewegung.

Fußsohle massieren

Eine Massage der Fußsohle können Sie im Stand oder im Sitzen durchführen. Nach einem operativen Eingriff am Kniegelenk eignet sich die sitzende Position jedoch besser, um das Kniegelenk zu entlasten. Stellen Sie den Fuß des operierten Beins auf einen Tennisball oder einen Igelball. Bewegen Sie den Fuß über den Ball und rollen ihn nach vorn, hinten, rechts oder links. Sie können auch kreisen. Variieren Sie den Druck Ihres Fußes auf dem Ball. Beachten Sie: Kontrollieren Sie die Bewegung Ihres operierten Knies und achten Sie auf eine gerade Beinachse. Die Reize über die Fußsohle aktivieren die Muskeln des Unterschenkels und sorgen für kontrollierte Bewegung im Knie.

Dafür bewährt hat sich das »Wo-ich-geh-und-steh-Programm«. Der Clou: Sie bauen kleine Übungen einfach in den Alltag ein. Darüber verhindern Sie, dass sich Ihre Beschwerden immer wieder in den Vordergrund drängen oder chronisch bei Ihnen »einnisten«.

Übungen sind einfach, ohne Materialaufwand machbar und dennoch verblüffend in ihrer Effektivität. Wenn der Stress Sie wieder einmal in den Fängen hat – greifen Sie zu diesen einfachen Übungen.

Steckbrief

Wie oft Sie die Übungen des Programms wiederholen, richtet sich nach Ihren Zeitverhältnissen. Sie können als Richtwert 20–30 Wiederholungen für ein leichtes Ausdauertraining und 10–15 Wiederholungen für ein leichtes Krafttraining anpeilen. Dabei machen Sie von jeder Übung 2–5 Durchgänge mit der jeweiligen Wiederholungszahl.

Anpassungsreaktionen durch ein Training

Anpassung/Effekt	Zeitpunkt der Anpassung	Was passiert
Zusammenspiel der Muskelfasern in einem Muskel wird besser (intramuskuläre Koordination)	Bereits während der Übung/des Trainings und in den ersten 2 Stunden danach	Das Nervensystem reagiert besser auf die Traningsreize und aktiviert mehr Muskelfasern für die Bewegungen.
Zusammenspiel der Muskelgruppen wird besser (intermuskuläre Koordination)	Während des Trainings und in den ersten 2–6 Stunden danach	Für eine Bewegung werden mehr Muskeln (auch Hilfsmuskeln) durch das Nervensystem aktiviert.
Dickenwachstum der Muskulatur (Hypertrophie)	Sichtbar nach ca. 6 Wochen Training	Der Körper verteilt die Trainingsbelastung auf mehr Muskelfläche und reduziert damit auch die Verletzungsanfälligkeit.
Beweglichkeit wird besser	Beginnt bereits während des Trainings	Durch eine bessere Durchblutung werden die Gewebe effektiver mit Nährstoffen versorgt. Dies führt zu einer optimierten Elastizität. Auch wiederholtes Bewegen wirkt positiv auf die Beweglichkeit der Gelenke und der Bindegewebe.
Ausdauer wird besser (Ermüdungswiderstandsfähigkeit steigt an)	In der Erholungsphase (Superkompensation) – 2–3 Tage nach dem Training	Durch vermehrte Einlagerung von Energieträgern (Koklenhydrate, Phosphate wie ATP und ADP, Glykogen) steht dem Körper mehr Energie für Bewegung und Aktivität zur Verfügung.
Durchblutung und damit auch die Regenerationsfähigkeit werden verbessert	Während des Trainings	Training beschleunigt die Durchblutung und führt zu einer besseren Sauerstoffsättigung und zu einer besseren Verteilung von Nähr- und Baustoffen.

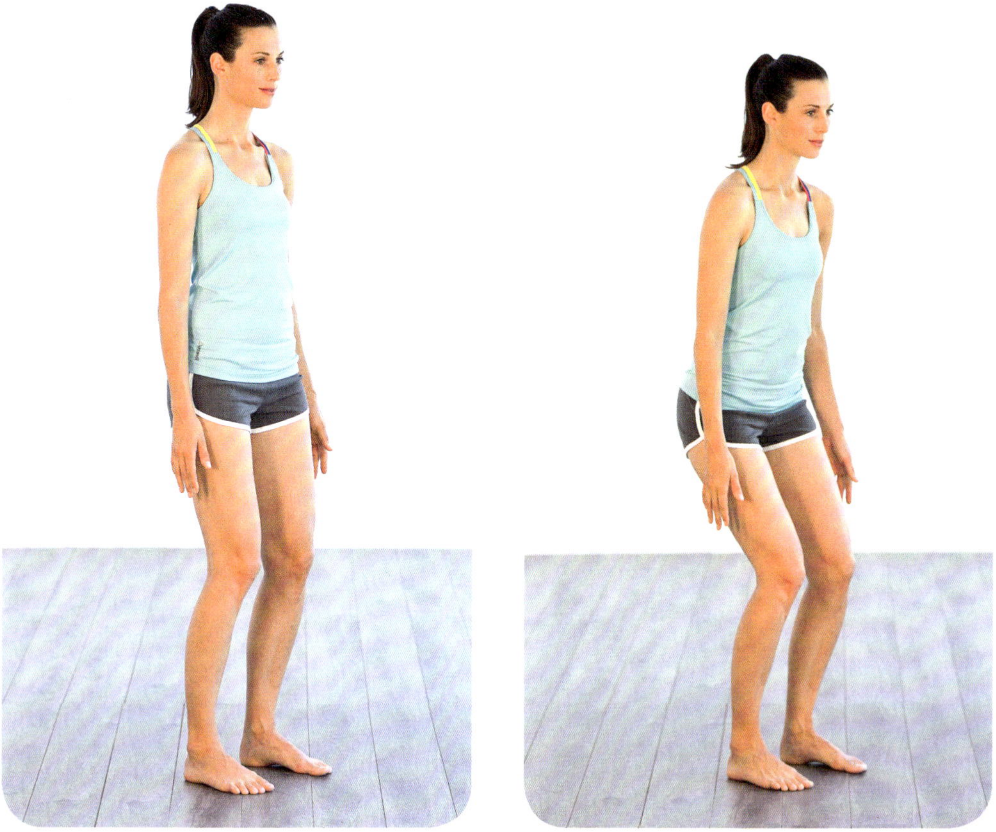

Kleine Kniebeugen stärken fast die komplette Muskulatur der Beine.

Mini-Kniebeugen

Die Übung ist überall machbar

Ausgangsposition: Da Sie Kniebeugen im Stand durchführen, sind sie an fast allen Orten machbar. Ob im Supermarkt an der Kasse stehend, während Sie in der Autowaschstraße warten oder zu Hause im Wohnzimmer sind.

Durchführung: Sie machen einfach eine kleine Kniebeuge: Dazu beugen Sie die Knie leicht (10–25 Grad) und strecken sie wieder. Versuchen Sie, bei der Kniebeuge das Gesäß eher nach hinten unten zu bewegen, als wollten Sie sich auf einen Stuhl setzen. Diese kurze Bewegung trainiert die Gesäßmuskeln, die Oberschenkel- und die Wadenmuskulatur.

Zu beachten: Halten Sie während der Bewegung den Oberkörper gerade und aufrecht. Spannen Sie dazu die Bauch- und Gesäßmuskeln etwas an – das unterstützt die Stabilität der Knie. Vermeiden Sie, die Knie zu weit nach vorn zu schieben – diese sollten tendenziell über den Fersen bleiben.

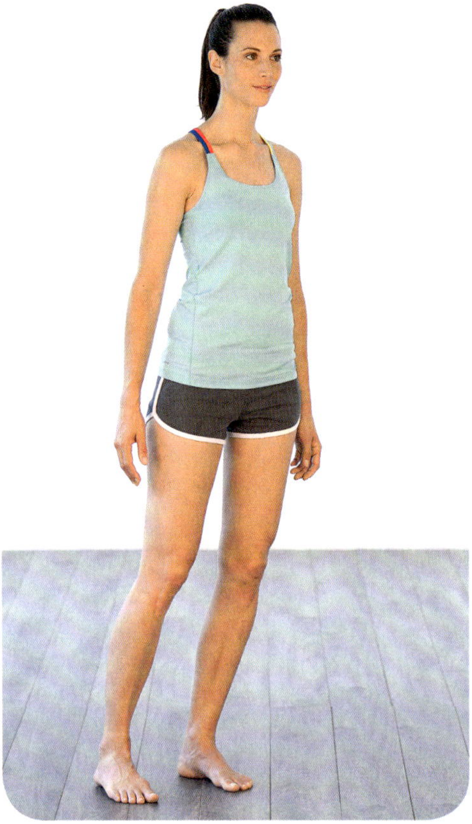

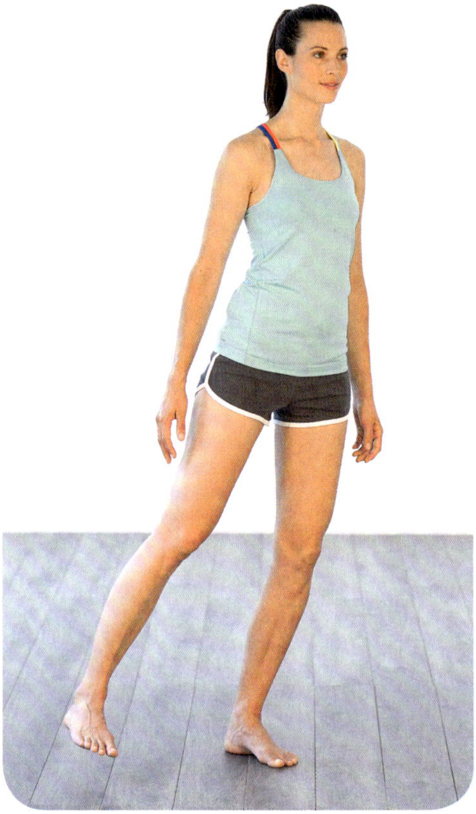

Der Einbeinstand mit Gewichtsverlagerung: Je weiter Sie den Oberkörper beugen, desto wackeliger wird es.

Einbeinstand

Überall machbar, Sie brauchen nur etwas Halt

Ausgangsposition: Stellen Sie sich hin. Zu Beginn ist es ratsam, sich z. B. neben einen Stuhl mit Lehne oder die Arbeitsplatte in der Küche zu stellen. So können Sie sich notfalls festhalten.

Durchführung: Verlagern Sie das Körpergewicht auf eine Seite und heben Sie das entlastete Bein vom Boden ab. Es reicht, das Bein so weit abzuheben, dass Sie den Bodenkontakt verlieren. Je nachdem, wie weit Sie den Oberkörper auf die Standbeinseite verlagern und hinüberschieben, wird es schwierig, das Gleichgewicht zu halten. Dabei gilt die Faustregel: Je größer die Bewegung, desto wackeliger wird auch die Endposition sein. Mit dieser kleinen Gewichtsverlagerung trainieren Sie hauptsächlich die Gesäßmuskulatur, die Oberschenkel- und Fußmuskeln.

Zu beachten: Halten Sie während der Bewegung den Oberkörper gerade und aufrecht. Spannen Sie dazu die Bauch- und Gesäßmuskeln etwas an – das unterstützt wiederum die Stabilität der Knie.

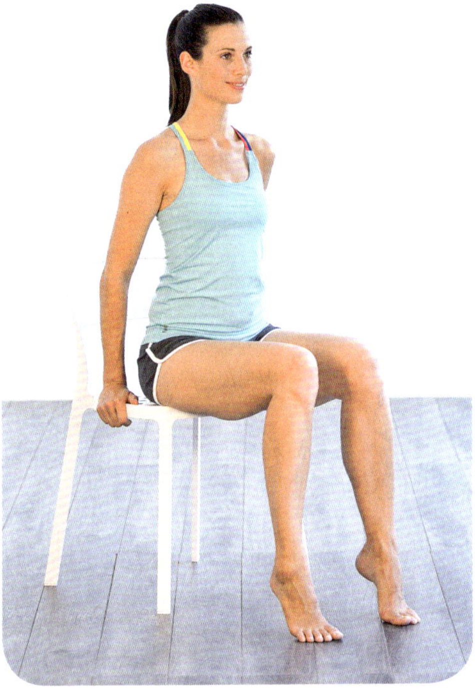

Der Zehenstand im Sitzen trainiert Waden- und Fußmuskeln.

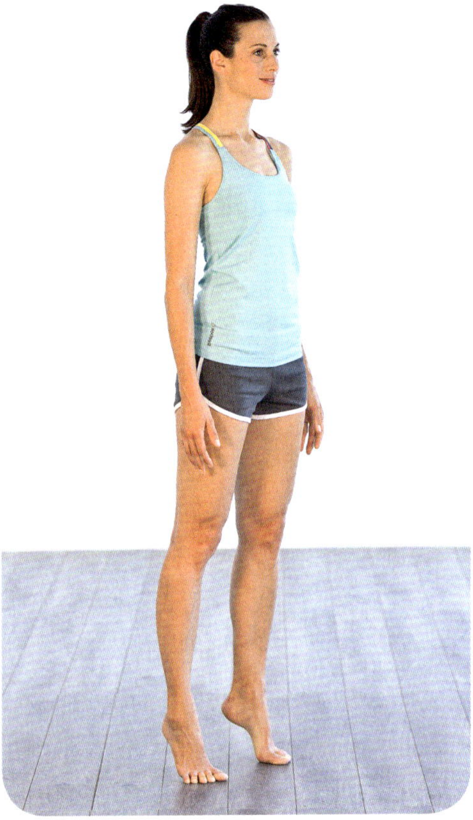

Im stehenden Zehenstand arbeiten Sie mit Ihrem eigenen Körpergewicht.

Zehenstand

Während des Wartens, Kraft und Balance trainieren

Ausgangsposition: Diese kleine Übung können Sie im Stand, während Sie auf den Bus warten, oder im Sitzen auf einem Stuhl, z. B. im Büro, vornehmen. Im Stand arbeiten Sie gegen das gesamte Körpergewicht, während Sie im Sitzen nur das Gewicht der Beine anheben müssen.

Durchführung im Stand: Sie stellen Ihre Füße etwas mehr als hüftbreit auf und heben die Fersen und die Fußsohle ab, sodass Sie nur noch auf den Zehenballen stehen. Lassen Sie die Füße langsam wieder absinken. Wiederholen Sie dies 20- bis 30-mal. Dabei trainieren Sie die Waden- und Fußmuskeln.

Durchführung im Sitzen: Setzen Sie sich auf das vordere Drittel der Sitzfläche und stellen Sie Ihre Füße wieder etwas mehr als hüftbreit auf. Nun heben Sie die Fersen und die Fußsohlen vom Boden ab – Sie stehen nur noch auf den Zehenballen. Lassen Sie die Füße langsam wieder auf den Boden sinken. Zur Intensivierung nehmen Sie Ihren Oberkörper nach vorn über die Oberschenkel.

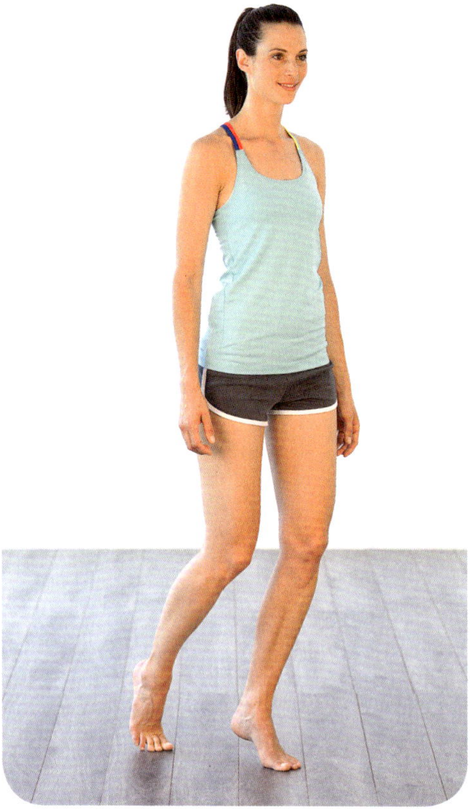

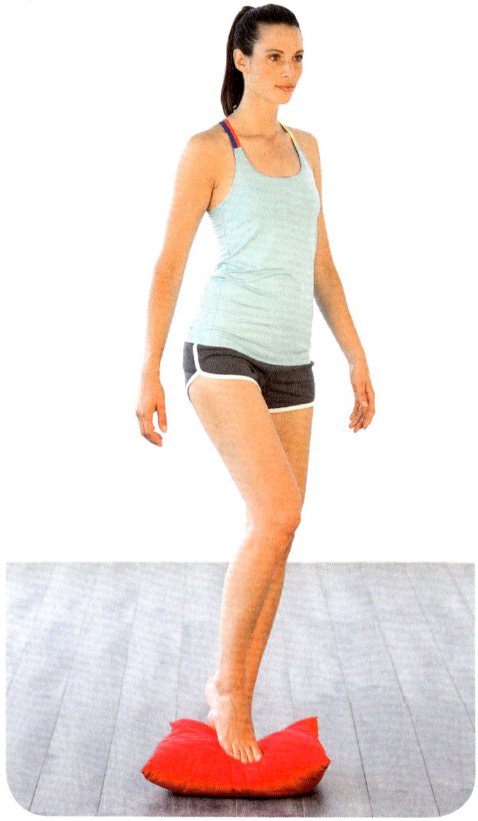

Mit dem Zehengang aktivieren Sie Muskeln und fördern das Gleichgewicht.

Zehengang

Im Sitzen oder Stehen einfach die Fersen anheben

Ausgangsposition: Sie stehen auf den Zehenballen und haben vorher die Fersen und Fußsohlen angehoben. Tipp: Zwischendurch, z. B. im Büro, können Sie die Schritte auf den Zehen im Sitzen durchführen. Das fordert Ihr Gleichgewicht natürlich viel weniger, hat jedoch eine ähnliche Muskelaktivierung. Sie können zur Intensivierung auch ein Kissen unter den Fuß legen.

Durchführung: Auf den Zehenballen gehen Sie ein paar Trippelschritte vorwärts, rückwärts oder seitwärts. Bevor Sie einen Muskelkrampf in den Waden riskieren, setzen Sie die Füße wieder ganz auf dem Boden auf. Machen Sie so 20–30 Schritte. So trainieren Sie hauptsächlich Ihre Wadenmuskulatur.

Zu beachten: Steigern Sie die Gehzeit/die Anzahl der Schritte auf den Zehen langsam – geben Sie Ihren Muskeln die Gelegenheit, sich anzupassen. Achten Sie besonders auf Ihr Gleichgewicht und überfordern Sie sich nicht dabei.

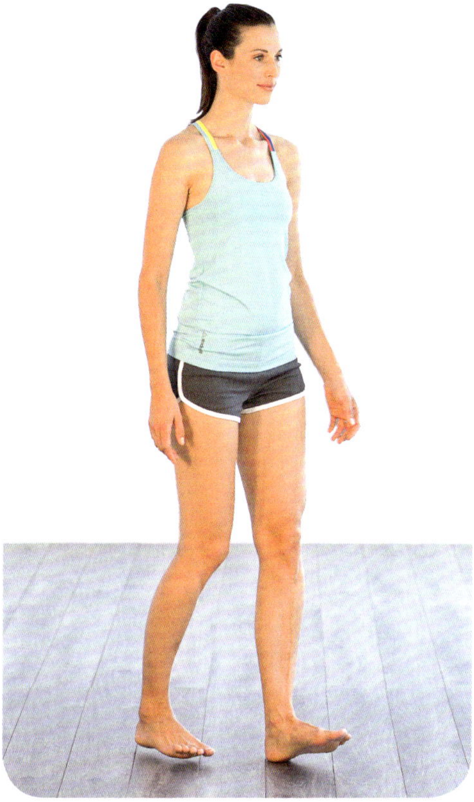
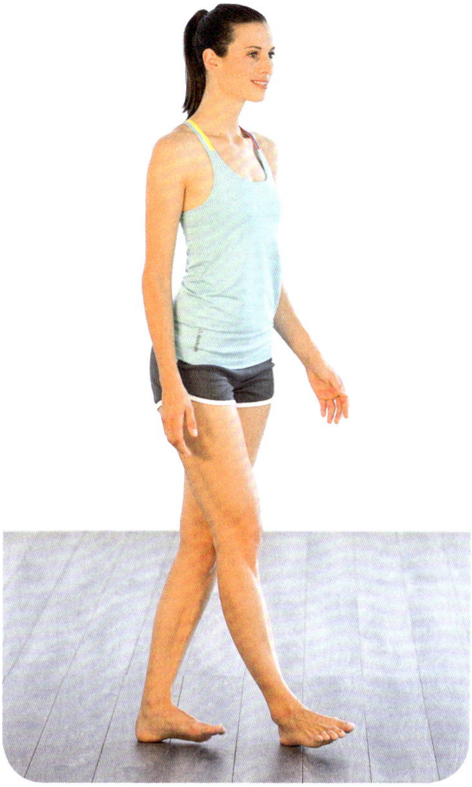

Der Fersengang fühlt sich sehr ungewohnt an, weil er das Gleichgewicht unüblich verteilt.

Fersengang

Die Übung fordert die Schienbeinmuskulatur

Ausgangsposition: Im Stehen nehmen Sie die Fußrücken nach oben, sodass Sie nur auf den Fersen stehen.

Durchführung: Gehen Sie auf den Fersen vorwärts, rückwärts, seitwärts oder auch im Kreuzgang. Zu Beginn reichen 20–30 Schritte auf den Fersen aus, um die Schienbeinmuskulatur richtig zu fordern.

Zu beachten: Beginnen Sie mit langsamen und kleinen Schritten, bis Sie sich an die neue Gleichgewichtsverteilung gewöhnt haben. Wenn Sie anfangs noch sehr unsicher sind, stützen Sie sich mit den Händen z. B. an einem Stuhl oder Nordic-Walking-Stöcken ab.

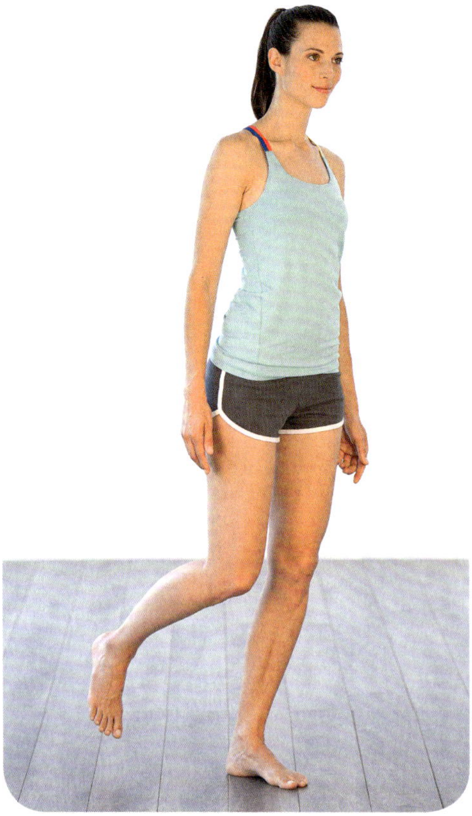

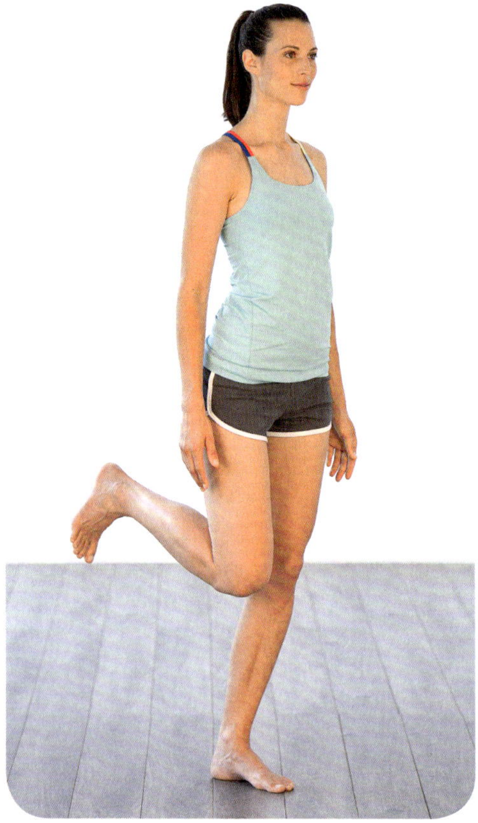

Wenn Sie das Knie im Stehen beugen, fördert das Ihre Balance und Stabilität.

Knie beugen

Sie benötigen etwas Halt, aber sonst nichts

Ausgangsposition: Stellen Sie sich hin. Verlagern Sie das Gewicht auf ein Bein und heben Sie das freie Bein nach hinten an. Sollte das zu Beginn der Übung noch schwierig sein, stellen Sie sich eine Gelegenheit zum Festhalten bereit (z. B. einen Stuhl mit hoher Lehne).

Durchführung: Beugen Sie das gehobene Bein im Knie weiter nach oben an und bewegen Sie die Ferse in Richtung Gesäß, als wollten Sie sich selbst einen Tritt verpassen. Führen Sie die Bewegung ohne Schwung durch und kontrollieren Sie die Beinachse dabei. Dann bewegen Sie das Bein wieder in die Ausgangsposition zurück und stellen die Zehenspitzen kurz auf dem Boden auf.

Zu beachten: Bewahren Sie das Gleichgewicht – und halten Sie den Unterschenkel in der geraden Beinachse: Vermeiden Sie, dass der Unterschenkel zu stark nach innen oder nach außen dreht. Bevor Sie die Übung starten, sehen Sie zu, dass Sie stabil auf dem einen Bein stehen.

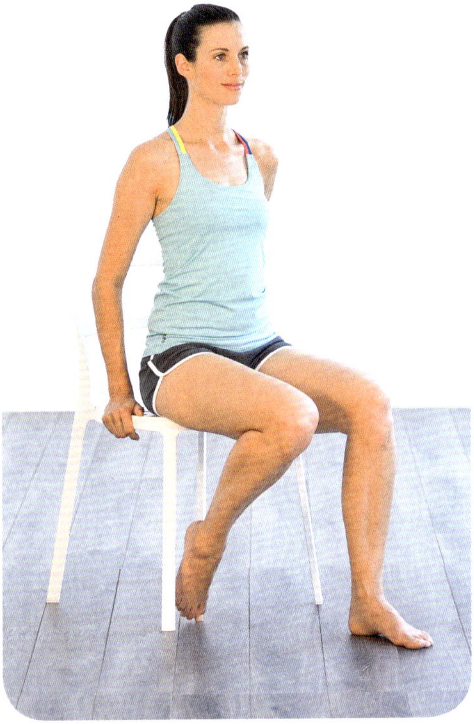

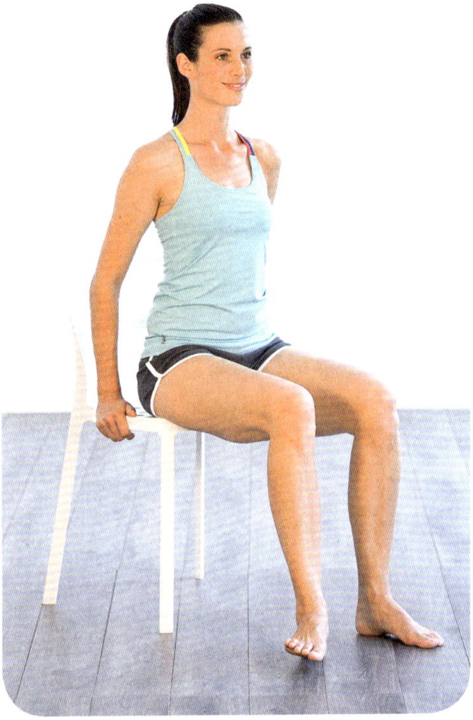

Für die Beugung, das Knie nach hinten ziehen. Für die Streckung, langsam über den Boden nach vorn bewegen.

Wenn Sie das Knie drehen, achten Sie unbedingt auf eine gerade Beinachse.

Alle Richtungen im Sitzen

Geeignet, wenn Sie noch nicht ganz sicher sind

Ausgangsposition: Im Sitzen (ob im Bus oder auf der Parkbank) können Sie alle Bewegungsrichtungen des Kniegelenks bequem, einfach und sicher durchführen. Setzen Sie sich auf das vordere Drittel der Sitzfläche.

Durchführung: Beugen Sie das Kniegelenk so weit es die Sitzmöglichkeit und Ihr Gelenk zulassen. Sie können den Fuß über den Boden ziehen (ohne ihn abzuheben) oder Sie führen diese Bewegung mit angehobenem Fuß durch. Um die Streckung zu trainieren, schieben Sie den Fuß über den Boden ein bisschen nach vorn. Um den Unterschenkel (und damit das Knie) zu drehen, halten Sie die Ferse am Boden und drehen den Unterschenkel nach innen oder außen.

Zu beachten: Bei Beugung und Streckung achten Sie auf die Beinachse – d.h. die Kniescheibe und die zweite Zehe sollten während der Bewegung in einer Linie bleiben. Wenn Sie das Kniegelenk drehen, halten Sie den Unterschenkel genau unter dem Kniegelenk.

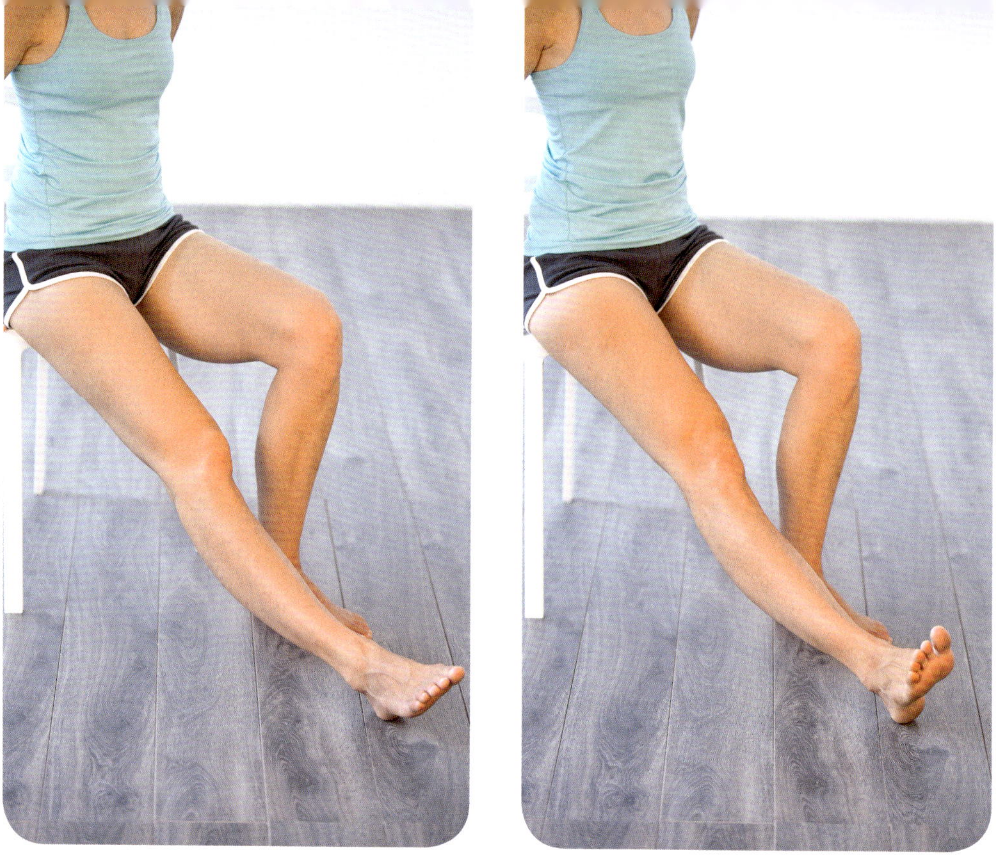

Spannung trainieren – Oberschenkel so anspannen, dass die Kniescheibe dabei nach oben gezogen wird.

Bewegliche Kniescheibe

Einfach die Muskeln der Beine anspannen, trainiert bereits

Ausgangsposition: Eine Spannungsübung für die Oberschenkelmuskeln können Sie in fast jeder Ausgangsposition vornehmen – einfach die Muskeln im Liegen, Sitzen oder Stehen anspannen.

Durchführung: Spannen Sie Ihren vorderen Oberschenkelmuskel (den Quadrizeps) an. Dabei wird die Kniescheibe nach oben (in Richtung zur Hüfte) gezogen. Diese Bewegung der Kniescheibe können Sie sehen oder auch spüren (wenn Sie Ihre Hand auf die Kniescheibe legen). Wenn Sie die Spannung wieder lösen, rutscht die Kniescheibe wieder nach unten zurück an ihren Platz. Diese Übung eignet sich besonders dazu, die Knorpelfläche hinter der Kniescheibe zu mobilisieren.

Zu beachten: Halten Sie die Beinachse ein: Oberschenkel und Unterschenkel sind nahezu in einer geraden Linie.

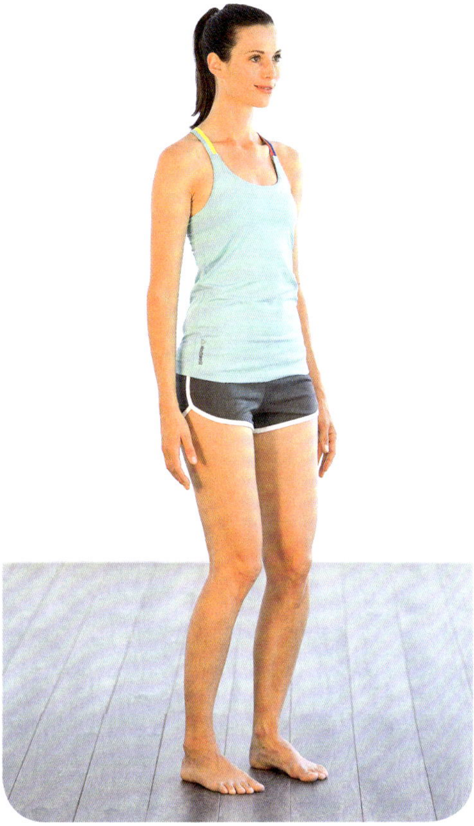

Knieschraube nach innen: Beide Knie leicht drehen und dabei die Spannung auf der Innenseite des Oberschenkels halten.

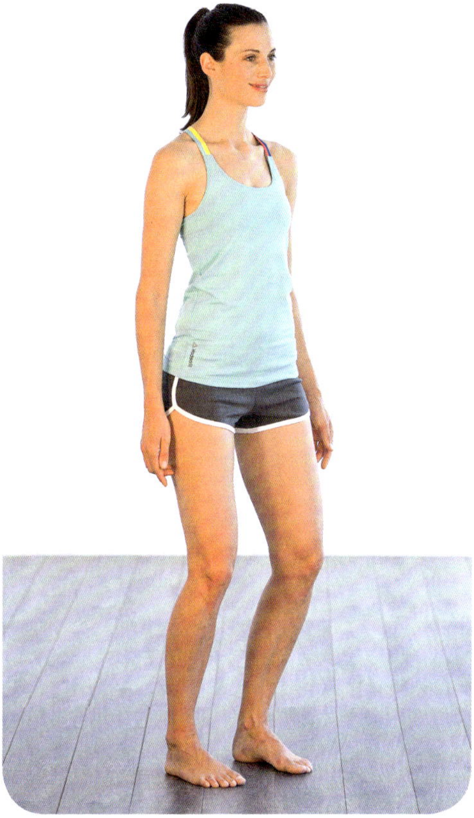

Knieschraube nach außen: Beide Knie leicht drehen und dabei die Spannung auf der Außenseite des Oberschenkels halten.

Knieschraube

Spannung halten und Stabilität verbessern

Ausgangsposition: Für die Knieschraube stellen Sie sich am besten hin.

Durchführung: Sie drehen beide Knie gleichzeitig, entweder nach innen oder außen und halten die Spannung einen Augenblick lang. Dabei werden die Oberschenkelmuskeln, die Gesäß- und Unterschenkelmuskeln stark gebraucht und angespannt.

Zu beachten: Achten Sie bei der Drehung nach innen darauf, nicht zu stark einzuknicken – es sollte keine X-Bein-Stellung entstehen. Am besten drehen Sie das gesamte Bein ein wenig mit und behalten so eine stabile Beinachse. Bei der Drehung nach außen gilt dasselbe – vermeiden Sie, dass die Knie nach außen abknicken.

Starke Übungen für Ihr Knie

Sie wissen, wo Ihre Schwachstelle liegt. Und nun beginnen Sie damit, sie so zu trainieren, dass die Schwächen zu Stärken werden. Die Übungen zeigen Ihnen, wie das geht.

Mit den folgenden Übungen haben Sie eine große Auswahl von Trainingsmöglichkeiten, aus denen Sie die für sich geeigneten wählen können – nachdem Sie den Test durchgeführt haben. Nutzen Sie dazu das Testergebnis. Beispiel: Ist bei Ihnen die Beugung des Kniegelenkes beeinträchtigt, gilt es auch primär, diese Bewegungsrichtung zu verbessern. Wählen Sie also die Übungen zur Kniebeugung aus und ergänzen Sie Ihr Trainingsprogramm um die Bereiche Kraft, Ausdauer oder Koordination. Sie sollten zu Beginn nicht mehr als zehn Übungen auswählen. Lassen Sie sich lieber etwas Zeit beim Aufbau eines effektiven Programms und warten Sie die Wirkung der Übungen ab, bevor Sie etwas verändern.

Anderes Beispiel: Bei Beschwerden an den Menisken suchen Sie ebenfalls Ihre hauptsächlich betroffene Bewegungsrichtung. Dann wählen Sie die Übungen aus, die Ihnen helfen, diese Richtung zu verbessern. Denn die betroffene Bewegungsrichtung benötigt immer auch die große Zuwendung.

Die Übungen sind immer für eine Körperseite beschrieben. Natürlich sollten Sie immer beide Seiten – beide Knie – trainieren, um ein ausgewogenes Trainingsergebnis zu erhalten. Also immer: rechtes und linkes Knie im Wechsel trainieren.

Körpergefühl trainieren

Die Gewebe unseres Körpers sind voller Rezeptoren, die alle möglichen Informationen an das Gehirn übermitteln. Sie melden z. B. die Temperatur in bestimmten Gebieten, Stellungen der Gelenke, Spannungszustand der Muskulatur oder auch eventuell vorherrschende Störungen oder Verletzungen. Mit diesen Informationen steuert unser Nervensystem dann Bewegungen oder Aktivitäten – oder es hemmt sie im Falle von Verletzungen (durch Schonhaltung oder Schutzspannung). Körpergefühl ist damit unsere Fähigkeit, den Körper, Teile der Körpers und deren Position im Raum – gebeugt oder gestreckt? – wahrzunehmen. Bewegung optimal steu-

ern und koordinieren zu können, ist eng damit verknüpft. Möchten Sie also die spezielle Bewegungsfähigkeit Ihres Kniegelenks und die Steuerung der Bewegung verbessern, führt kein Weg an Körperwahrnehmungsübungen vorbei.

Konzentrieren Sie sich während der Durchführung der Übungen auf Ihre Kniegelenke. Spüren Sie nach, wie sie sich bewegen, ob und wann Ihre Beschwerden auftreten, in welcher Stellung die Gelenke sind, wenn Sie Ihre Beschwerden wahrnehmen und wie Sie die Übungen allgemein empfinden. Diese Übungen sind bei vielen Kniebeschwerden empfehlenswert, Sie können sie deshalb zu den Übungen für Ihr Hauptproblem ergänzend hinzufügen.

Beugung und Streckung verbessern

Beugung und Streckung sind Bewegungen, die wir unbedingt im Alltag brauchen – die sich aber bei vielen Störungen durch Schmerz oder Steifigkeit bemerkbar machen. Beispiel: Um eine Hose, Socken oder Schuhe anzuziehen, müssen Sie Ihr Knie beugen und beim Rückwärtsgehen benötigen Sie etwas Streckung. Gehören Sie auch zu den Menschen, die Ihre Symptome bei diesen Bewegungen wahrnehmen, müssen Sie besonders diese zwei Bewegungsrichtungen verbessern und in Ihr Training einbauen.

Beginnen Sie immer mit der Bewegungsrichtung, bei der Sie die deutlicheren Symptome spüren und machen Sie die entsprechenden Übungen. Bewegen Sie zu Beginn nur bis an den Punkt, an dem Sie Beschwerden spüren. Arbeiten Sie noch nicht in die Symptome hinein. Gewöhnen Sie Ihre Knie erst an diese neue Bewegung. Wird der Schmerz mit der Zeit weniger oder die Beweglichkeit größer, können Sie mutiger in die Beugung oder Streckung arbeiten. Zudem: Sie sollten auch die Gegenrichtung nicht vernachlässigen und dafür ein paar Übungen einbauen. So erhält Ihr Kniegelenk eine ausreichende Stabilisation in beide Richtungen.

Muskelausdauer steigern

Muskelausdauer, als eine Eigenschaft der Muskeln, wird häufig vernachlässigt oder sogar ignoriert. Aber: Übungen zur Steigerung der Ausdauer dürfen in keinem ausgewogenen Training fehlen. Gerade Muskeln, die eine dauerhafte Stabilisationsaufgabe erfüllen müssen (wie die Kniemuskeln), brauchen diese Trainingsreize. Zudem können Sie Ausdauerreize sehr gut dosieren, da es nicht um maximale Kraft (und damit Belastung) geht, sondern eher um eine wohldosierte Belastung. Damit ist Ausdauertraining auch mit Beschwerden gut möglich.

Diese müssen Sie aber eine ganze Zeit aufrechterhalten. Sie möchten Ihre Knie ja schließlich den ganzen Tag benutzen – und nicht bereits um 10:46 Uhr eine erschöpfte Muskulatur spüren. Deshalb sind die Übungen zur Ausdauersteigerung auch optimale Ergänzung zu Ihrem Hauptproblem. Durch ein eingestreutes Ausdauertraining verbessern Sie die Nährstoffbilanz, die Durchblutung sowie das Muskel-Nerven-Zusammenspiel. Diese Vorgänge sind auch in einer Regenerationsphase sehr wichtig, also wenn Sie sich von einer Verletzung oder einem operativen Eingriff erholen. Die Wundheilung läuft in unserem Körper schneller, effektiver und einfach besser (mit weniger Komplikationen) ab, wenn der Organismus ausdauerfähiger ist.

Muskelkraft erhöhen

Kraft zu entwickeln ist die ureigendste Fähigkeit der Muskulatur, um Bewegungen einzuleiten, durchzuführen und auch zu kontrollieren. Ein Muskel überträgt die Kraft der Anspannung auf die Knochen und Gelenke und münzt damit die Muskelkraft in Bewegungskraft um. Gleichzeitig ist mit einer optimalen Entwicklung der Kraft auch eine bestmögliche motorische Kontrolle der Bewegung verbunden. Das heißt: Je höher die Kraftleistung eines Muskels ist, desto besser sind meist auch die Stabilisationsfähigkeiten des Muskels am Gelenk, das er bewegt. Hintergrund: Dabei geht es darum, möglichst viele Muskelfasern bei einer Bewegung anzusteuern. Je mehr Muskelfasern der Bewegungsreiz aktiviert, desto größer ist der Kraftausstoß und desto besser ist das Gelenk vor Fehlbelastungen geschützt.

Ein Krafttraining unterstützt so auch die Kommunikation zwischen Nerven- und Muskelsystem. Zudem ist unser Bewegungssystem so organisiert, dass eine Bewegung nicht von nur einem Muskel durchgeführt werden muss, sondern er lässt sich gerne helfen. Diese Hilfsmuskeln, sog. Synergisten, arbeiten nach dem Prinzip der Muske(l)tiere (»einer für alle, alle für einen«) und ein moderates Krafttraining verbessert diesen Mechanismus ebenfalls. Beginnen Sie Ihre Kräftigungsübungen mit einer überschaubaren und kontrollierbaren Intensität und warten Sie die ersten Effekte ab, bevor Sie daran denken, das Training zu steigern.

Drehung, Stabilität und Koordination schulen

Drehbewegungen des Kniegelenks erfordern einerseits viel Stabilität und andererseits viel Koordination. Drehen gelingt nur, wenn die Knie vorher in eine gebeugte Ausgangsposition kommen. Somit kommen zwei Bewegungen zusammen – das Knie kämpft quasi dann zwischen Stabilität und zusätzlicher Drehfähigkeit. Fehlt dabei die Kontrolle, entstehen schnell Verletzungen. Gleichzeitig gilt: Wer seine Drehfähigkeit übt, verbessert auch die Stabilität. Jedoch: Seien Sie nicht zu ungestüm! Kontrollieren Sie die Bewegung sorgfältig!

Koordination heißt: Teilbewegungen koppeln sich zu einem Gesamten. Beispiel: Sie heben eine Kiste an. Dazu müssen Sie die Knie beugen, die Kiste aufgreifen, anheben und die Knie wieder strecken. Gleichzeitig stabilisieren Sie Ihre Körpermitte (die Wirbelsäule). All diese Vorgänge laufen unbewusst und schnell ab. Ist eine Teilbewegung gestört, ist die gesamte Bewegung eher schlecht koordiniert. Zu den koordinativen Leistungen gehören auch die Spannungskontrolle der Muskeln, die Gelenkkontrolle während der Bewegung und die zeitlichen Abläufe dieser Aktionen. Koordinationstraining beinhaltet neben der eigentlichen Bewegung also auch einen optimalen Krafteinsatz, Kontrolle über Muskeln und Gleichgewicht und ermöglicht damit ein harmonisches Gesamtbild der Bewegung.

Nerven mobilisieren

Das Nervensystem hat meist einen größeren Anteil an Bewegungsstörungen als uns allen bewusst ist. Nerven steuern alle Körpervorgänge und versorgen alle Gewebe (Muskeln, Faszien, Bänder und Gelenke) mit Informationen. Nerven leiten Bewegungen. Wann immer also eine Struktur eine Verletzung oder Störung erleidet, ist das Nervensystem mit von der Partie. Dabei gilt die Regel: Gesunde Strukturen werden über das Nervensystem normal angesteuert, verletzte Strukturen werden vom Nervensystem geschützt und geschont. Vor dem Hintergrund macht spezielles Nerventraining sehr viel Sinn bei Störungen am Bewegungsapparat.

Da Nerven recht sensible Strukturen sind, sollten Sie moderat vorgehen. Testen Sie die Übungen zuerst mit 6–8 Wiederholungen. Steigern Sie die Anzahl langsam, nachdem Sie die erste Reaktion Ihres Nervensystems abgewartet haben. Am effektivsten beginnen Sie damit, sog. neurale Engstellen zu bearbeiten. Das sind Körperregionen, in denen ein Nerv sehr oberflächlich verläuft oder er viel Kontakt zu umliegendem Gewebe hat, das ihn irritieren kann. Über Massage reduzieren Sie den mechanischen Druck (die Belastung) des Nervs und er wird dadurch langfristig mechanisch wieder belastbarer und kann seine Funktion wieder besser erfüllen.

Entspannung üben

Ob Sie die aktive Entspannung darüber erreichen möchten, dass Sie die Muskeln regulieren, oder ob Sie über Triggerpunkte arbeiten, ist eine Frage der persönlichen Vorliebe. So oder so werden Sie eine Möglichkeit finden, Ihren Anspannungszustand positiv zu beeinflussen. Entspannung ist die Fähigkeit, sich bewusst und aktiv körperlich zu lockern und den Muskeltonus zu reduzieren. Über diese Körperkontrolle sind Sie dann in der Lage, Ihre Knie effektiv zu entlasten. Entspannungsübungen können Sie als eigenständiges Training durchführen, um diese Fähigkeit zu perfektionieren, oder Sie bauen sie in Ihre anderen Trainingsinhalte (Krafttraining, Faszientraining oder Stabilisation) ein. Dann wirken sie direkt entlastend beim Training.

Wichtige Tipps zum Training

Nun kann es losgehen. Beachten Sie bei allem, was Sie tun, folgende Aspekte: Achten Sie bei allen Übungen auf das Verhalten Ihrer Symptome. Was machen die? Lassen Ihre Symptome durch die Übung nach (weniger Schmerz, mehr Beweglichkeit), dann sind Sie bereits auf dem besten Weg. Haben Sie das Gefühl, Ihre Symptome »zieren« sich noch etwas, dann passen Sie die Übungen an Ihre Probleme an: Verändern Sie die Bewegungsgröße (kleiner oder größer), verändern Sie die Bewegungsgeschwindigkeit (langsamer oder schneller). Das machen Sie so lange, bis Sie die Übung auf Ihre Bedürfnisse eingestellt haben und sich die gewünschten Effekte einstellen.

Training will eine Zustandsveränderung erreichen und das braucht Zeit.

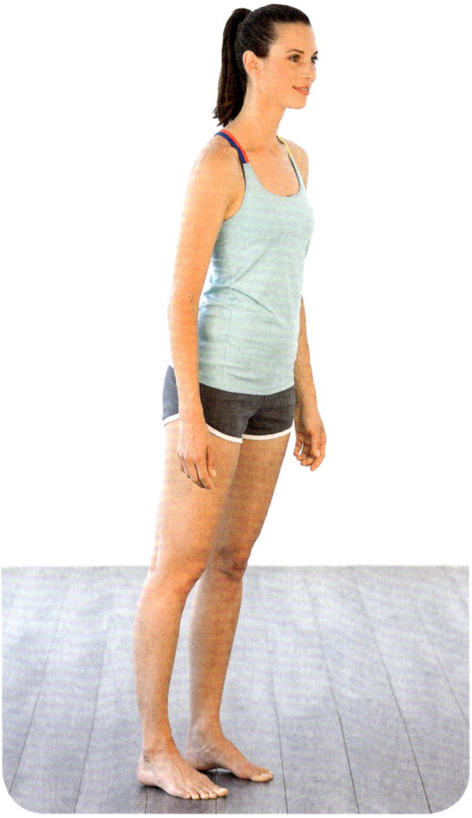

Dient der Kontrolle der Stabilität.

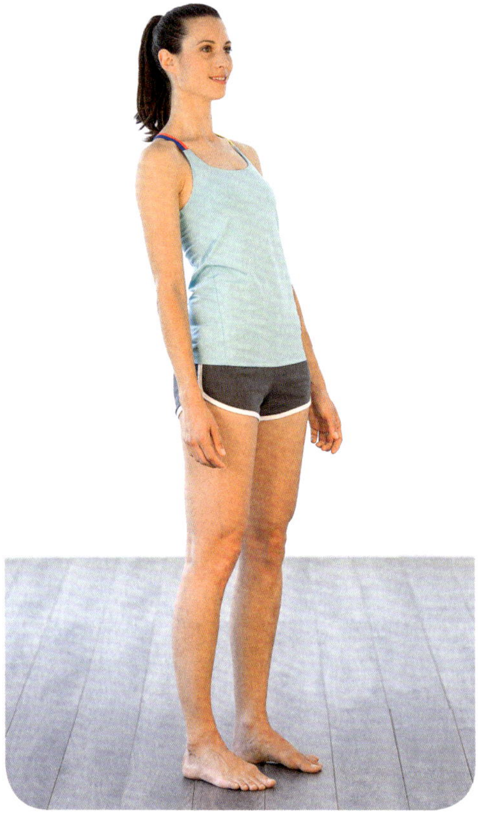

Verbessert die Koordination der Muskeln.

Standpendel [Körpergefühl verbessern]

Körpergewicht kontrollieren

Ausgangsposition: Stellen Sie die Füße im Stand etwas weiter als hüftbreit auseinander. Wenn Sie auf einer Trainingsmatte stehen, kann es wackeliger sein. Das bedeutet: mehr Anforderungen an Ihr Gleichgewichtssystem. Leichter ist die Übung, wenn Sie sie auf dem Boden stehend ausführen.

Durchführung: Verlagern Sie das Gleichgewicht nach vorn auf die Zehenballen und die Zehen und nach hinten auf die Fersen. Halten Sie den Körper gestreckt und gespannt, während Sie nach vorn pendeln. Bedenken Sie, hier haben Sie nicht den ganzen Vorfuß, um die Bewegung zu steuern, sondern der Kontrollhebel ist der kurze Rückfuß, also die Ferse. Sie verlieren womöglich schnell das Gleichgewicht, wenn Sie die Bewegung zu schnell oder zu ruckartig durchführen.
Um diese Übung noch zu steigern, versuchen Sie, sie einmal mit geschlossenen Augen zu machen.

Zu beachten: Halten Sie den gesamten Körper (Beine bis Kopf) in einer geraden Linie wie ein Pendel.

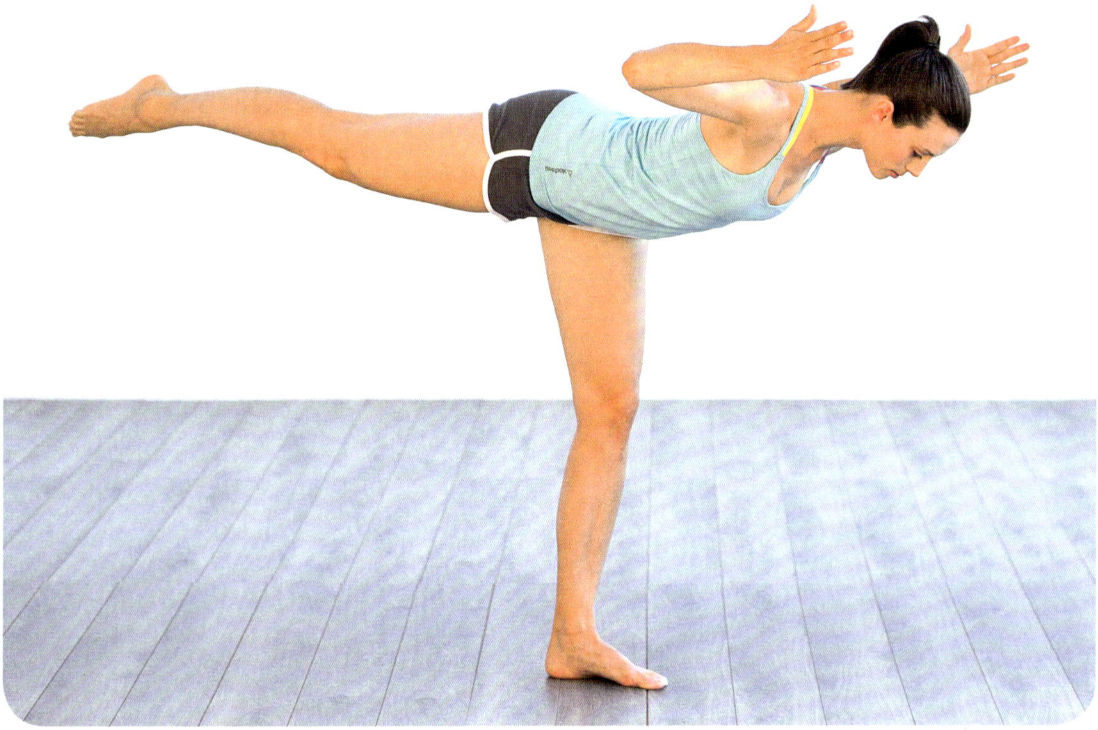

Verbessert die Kniekontrolle und stimmt die Koordination der Beinmuskulatur ab.

Standwaage [Körpergefühl verbessern]

Balance trainieren

Ausgangsposition: Die Standwaage sollten Sie im Stehen üben. Für die einfache Variante stellen Sie sich auf den Boden, intensiver und herausfordernder für das Gleichgewichtssystem ist diese Übung auf einem weicheren Untergrund, z. B. auf einer Trainingsmatte.

Durchführung: Sie stehen auf einem Bein und verlagern darauf Ihr gesamtes Körpergewicht. Dann strecken Sie das andere Bein nach hinten, den Oberkörper verlagern Sie als Gegengewicht nach vorn. Halten Sie diese Position für 3–5 Sekunden und kommen Sie in die Ausgangsstellung zurück. Dazu richten Sie den Oberkörper wieder auf und stellen das nach hinten gestreckte Bein wieder auf dem Boden auf. Wiederholen Sie diese Übung 15- bis 25-mal und machen Sie damit 3–5 Durchgänge.

Zu beachten: Achten Sie auf die Beinachse Ihres Standbeines. Das Knie sollte nicht nach innen oder nach außen wegknicken, sondern in einer Linie mit dem Fuß stehen.

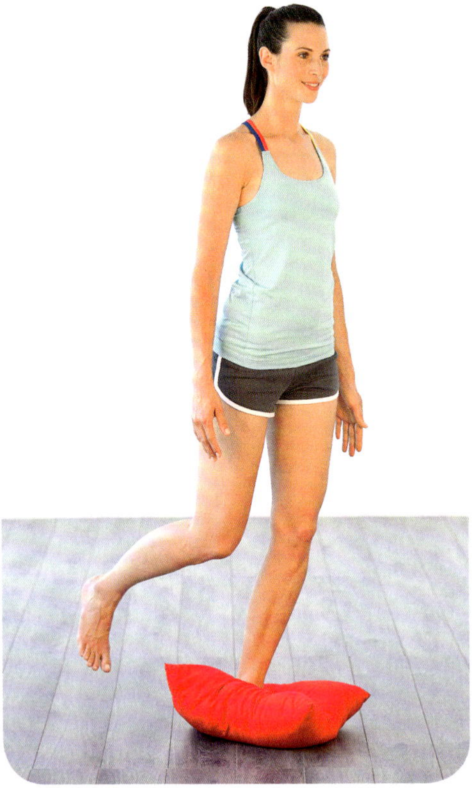

Körpergefühl, Gleichgewicht und Koordination der Beinachse hängen eng zusammen.

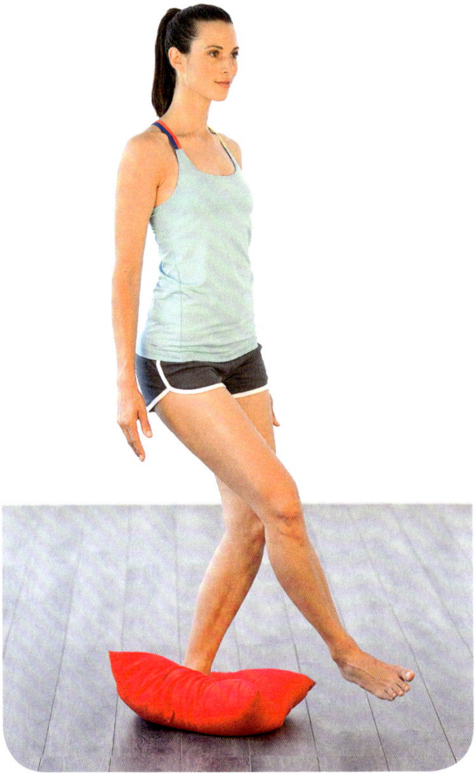

Bewegen Sie das Bein nach rechts und links, vorn und hinten.

Kissensteher [Körpergefühl verbessern]

Gleichgewicht fördern

Ausgangsposition: Stellen Sie sich mit einem Bein auf Kissen. Wie viele Kissen Sie unterlegen, hängt von Ihnen ab. Sie dienen als labile und unebene Unterlage und fordern Ihr Gleichgewicht und Ihr koordinierendes Vermögen heraus.

Durchführung: Stabilisieren Sie die Beinachse Ihres Standbeins. Dazu spannen Sie besonders die Gesäßmuskulatur und die Oberschenkelmuskeln an. Nun bewegen Sie das freie Bein nach hinten, vorn, rechts und links. In jede Bewegungsrichtung machen Sie 15–25 Wiederholungen und davon 3–5 Durchgänge. Um diese Übung wieder etwas schwieriger zu gestalten, versuchen Sie es einmal mit geschlossenen Augen.

Zu beachten: Kontrollieren Sie die Beinbewegungen und die Beinachse. Machen Sie keine ruckartigen Bewegungen. Wenn Sie merken, dass Sie das Gleichgewicht verlieren, setzen Sie das angehobene Bein auf dem Boden auf.

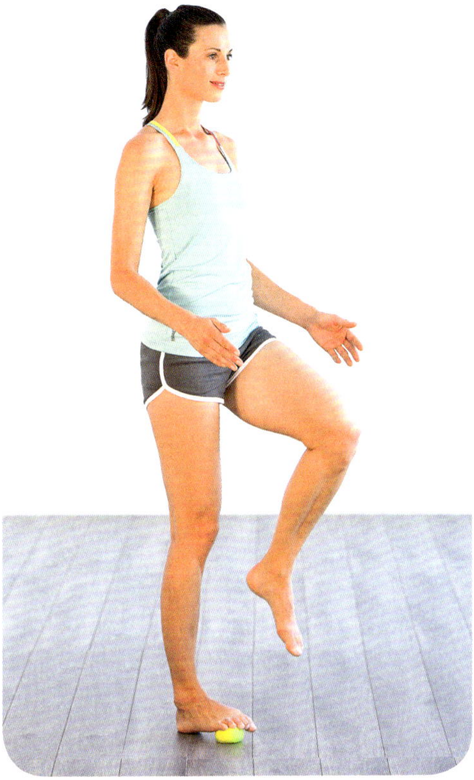

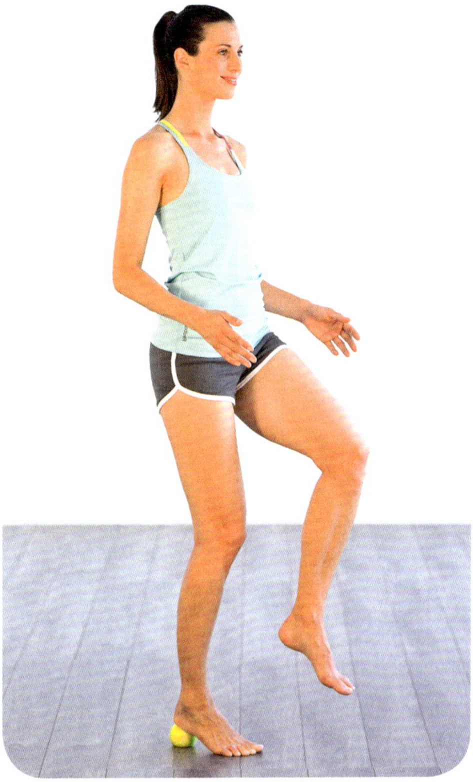

Sie können den Tennisball entweder unter Ihren Zehenballen oder unter Ihre Ferse legen.

Prinzessin auf dem Tennisball [Körpergefühl verbessern]

Koordination trainieren

Ausgangsposition: Stellen Sie sich mit einem Fuß auf einen Tennisball. Der Ball bewirkt zweierlei: Zum einen aktiviert er unter der Fußsohle die Fuß- und Beinmuskeln. Zum anderen stellt er eine labile und unebene Standfläche her. Das fördert Ihr Gleichgewicht und Ihre Koordination.

Durchführung: Sie stehen so auf dem Tennisball, dass er nicht herausrutschen kann. Nun heben Sie das andere Bein für 3–5 Sekunden vom Boden ab und halten das Gleichgewicht auf dem Tennisball. Danach stellen Sie das angehobene Bein wieder auf dem Boden ab So machen Sie 15–25 Wiederholungen und davon 3–5 Durchgänge.

Zu beachten: Nehmen Sie sich für diese Übung die Sicherheit, die Sie brauchen. Nehmen Sie einen Stuhl mit hoher Lehne, um sich daran festzuhalten. Heben Sie zu Beginn ein Bein nur wenig vom Boden ab. Erst wenn Sie Ihr Gleichgewicht gefunden und den beweglichen Tennisball unter Kontrolle haben, können Sie die Übung auch mit einer größeren Bewegung durchführen.

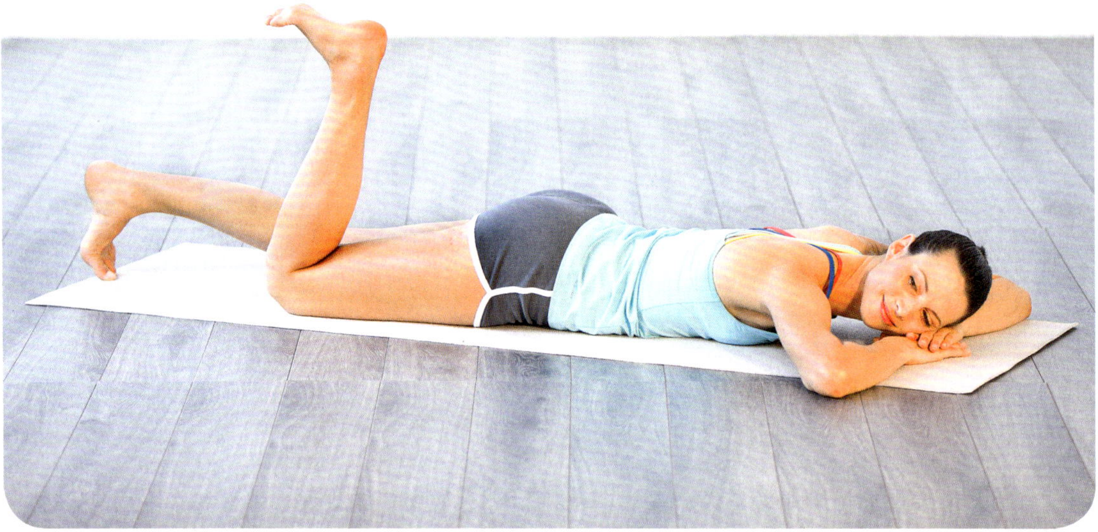

So haben Sie beste Kontrolle über Ihre Beinachsen und die Bewegung.

Kniebeuger [Beugen und Strecken]

Beinbewegung kontrollieren

Ausgangsposition: Diese einfache Übung können Sie bequem in Bauchlage ausführen. Den Kopf legen Sie auf einer Seite ab, oder Sie legen Ihre Stirn auf beiden Händen ab.

Durchführung: Haben Sie die Position eingenommen, winkeln Sie das Kniegelenk an und führen dabei die Ferse an das Gesäß heran. Danach strecken Sie das Bein langsam wieder, bis die Zehenspitzen Kontakt zum Boden haben. So machen Sie 15–25 Wiederholungen und davon 3–5 Durchgänge mit jedem Knie.

Zu beachten: Halten Sie die Beinachse ein, führen Sie das Bein möglichst so hoch, dass der Unterschenkel nicht nach innen oder außen abweicht und zielen Sie mit der Ferse auf die Mitte der jeweiligen Gesäßhälfte.

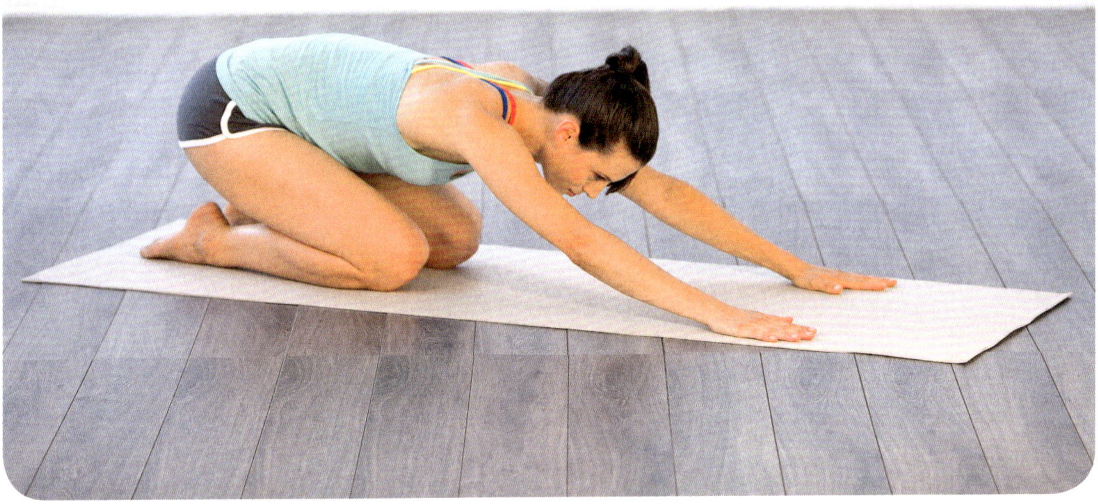

Das ist eine intensive Version, um die Beugung des Knies zu üben.

Kniebeugung aus dem Vierfüßler [Beugen und Strecken]

Beugung mobilisieren

Ausgangsposition Sie gehen auf Hände und Knie in die Vierfüßlerposition. Die Hände sollten knapp vor den Schultern auf dem Boden liegen und die Knie etwa hüftgelenkbreit auseinanderstehen. Ihre Faust sollte noch zwischen die Knie passen.

Durchführung: Hände und Knie sollten nun nicht mehr verrutschen, halten Sie sie fest am Platz. Schieben Sie die Hüfte nach hinten auf Ihre Fersen zu. Führen Sie die Bewegung bis zum Beginn Ihres Problems (z. B. Schmerz?) aus. Dort stoppen Sie die Bewegung und gehen zurück in die Ausgangsstellung – nun bewegen Sie sich immer wieder bis an diese Stelle der Bewegung. So können Sie die Kniebeugung mobilisieren. Machen Sie 15–25 Wiederholungen und davon 3–5 Durchgänge.

Zu beachten: Bei stärkeren Beschwerden am Ende der Beugung (wenn das Gesäß schon fast auf den Fersen sitzt) sollten Sie die Bewegung im kritischen Bereich deutlich bremsen und kontrollieren. Gehen Sie nicht mit Schwung in die Bewegung.

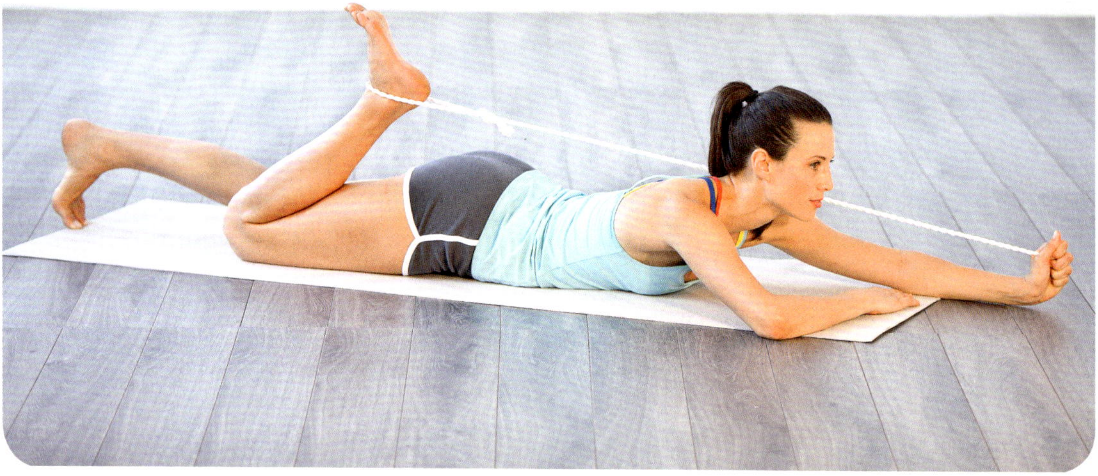

Sie verstärken die Kniebeugung durch Zug mit einem Handtuch, Seil, Bademantelgürtel o. Ä.

Seilzug [Beugen und Strecken]

In die Beugung ziehen

Ausgangsposition: Sie legen sich auf den Bauch. Vorher haben Sie ein Seil oder einen Bademantelgürtel um den Knöchel des Beins gewickelt, das Sie bewegen möchten. Sie halten das Ende des Seils mit einer Hand fest – und zwar das der entgegengesetzten Seite.

Durchführung: Wenn Sie nun den Arm strecken, können Sie das Kniegelenk in eine verstärkte Beugung hineinziehen. Das erleichtert das Anbeugen und erweitert das Bewegungsausmaß Ihres Kniegelenks in die Beugung. Machen Sie 15–25 Wiederholungen und davon 3–5 Durchgänge mit jedem Bein.

Zu beachten: Beachten Sie Ihre Schmerzgrenze: Sie sollten sich an den Schmerz heran, aber nicht in den Schmerz hinein bewegen. Wenn Sie Beschwerden spüren, hören Sie bitte auf und stoppen die Bewegung rechtzeitig, um Schäden zu vermeiden.

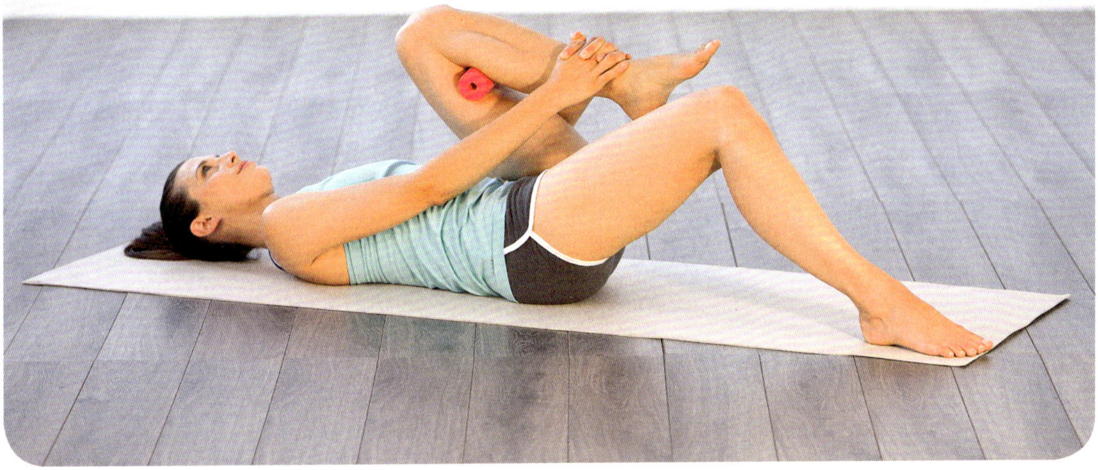

Verbessern Sie die Kniebeugung auch mithilfe einer Blackroll-Mini oder einer Handtuchrolle.

Knielein beug Dich [Beugen und Strecken]

Über Zug mobilisieren

Ausgangsposition: Auch in Rückenlage können Sie für Ihre Kniebeugung etwas Gutes tun. Halten Sie Ihren Unterschenkel mit beiden Händen fest – klemmen Sie eine Handtuchrolle oder eine Blackroll Mini in Ihre Kniekehle.

Durchführung: Ziehen Sie nun Ihren Unterschenkel mit beiden Händen an den Oberschenkel heran und lösen Sie die Bewegung langsam wieder auf, indem Sie den Zug langsam lösen und wieder nachlassen. Machen Sie 15–25 Wiederholungen dieser Bewegung und davon 3–5 Durchgänge mit jedem Bein. Indem Sie eine Handtuchrolle oder die Blackroll Mini in die Kniekehle klemmen, verstärken Sie den mobilisierenden Effekt auf den Unterschenkel.

Zu beachten: Führen Sie keine ruckartigen Bewegungen aus – kontrollieren Sie die Kniebeugung.

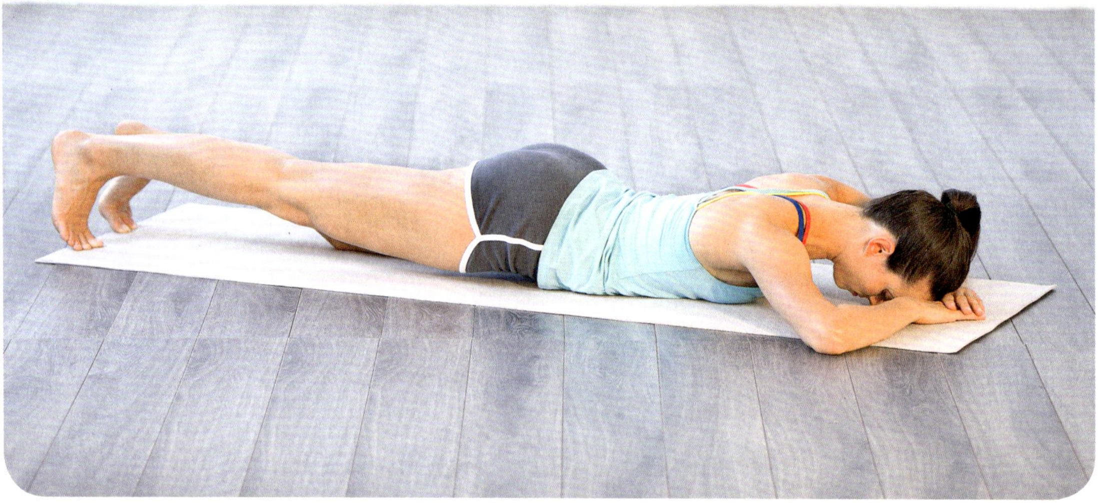

Eine kleine Bewegung im Kniegelenk reicht aus, um das Knie zur Streckung zu bringen.

Knielein streck dich [Beugen und Strecken]

Anspannung kontrollieren

Ausgangsposition: Sie liegen auf dem Bauch, Sie haben die Hände unter der Stirn und die Zehenspitzen der Füße sind aufgestellt. Beugen Sie leicht die Knie, die Kniescheiben berühren dabei aber nicht den Boden, sondern schweben knapp darüber.

Durchführung: Strecken Sie ein Knie durch, indem Sie die Kniescheibe noch weiter vom Boden entfernen. Dabei bleiben die Zehen immer an derselben Stelle stehen. Lösen Sie die Streckung langsam wieder auf – Sie nehmen die Kniescheibe wieder nach unten in Richtung Boden. Machen Sie 3–5 Durchgänge mit jeweils 15–25 Wiederholungen dieser Übung.

Zu beachten: Schlagen Sie das Kniegelenk niemals in die Streckung durch. Arbeiten Sie nicht mit »Schwung«, kontrollieren Sie die Bewegung dadurch, dass Sie die Beinmuskeln ausreichend anspannen.

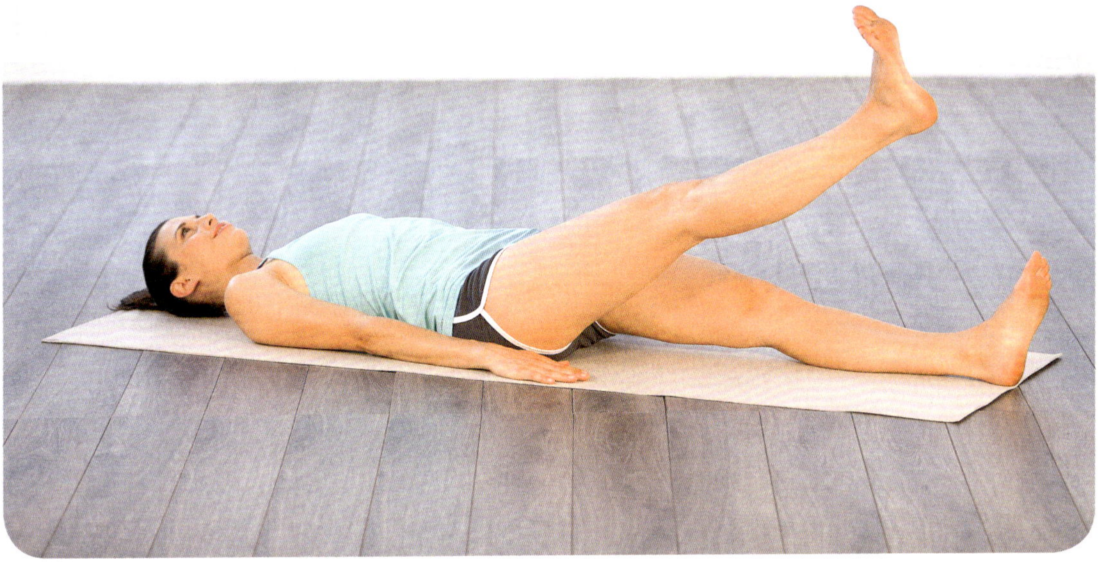

Trainieren Sie die Streckung, fast wie im Schlaf.

Halbes Klappmesser [Beugen und Strecken]

Mit dem eigenen Gewicht trainieren

Ausgangsposition: Legen Sie sich bequem auf den Rücken. Die Arme können Sie neben dem Körper ablegen.

Durchführung: Strecken Sie das Kniegelenk, indem Sie die Kniekehle in den Boden drücken und die Ferse bewusst anheben. Nun heben Sie das im Knie gestreckte Bein ca. 40–50 Zentimeter komplett vom Boden ab. Halten Sie diese Position für 3–5 Sekunden. Dann legen Sie das Bein wieder auf der Unterlage ab – zuerst die Kniekehle, dann die Ferse. Machen Sie 3–5 Durchgänge mit jeweils 15–25 Wiederholungen dieser Übung.

Zu beachten: Halten Sie das Becken dabei so gerade wie möglich – vermeiden Sie, dass es nach rechts oder links kippt.

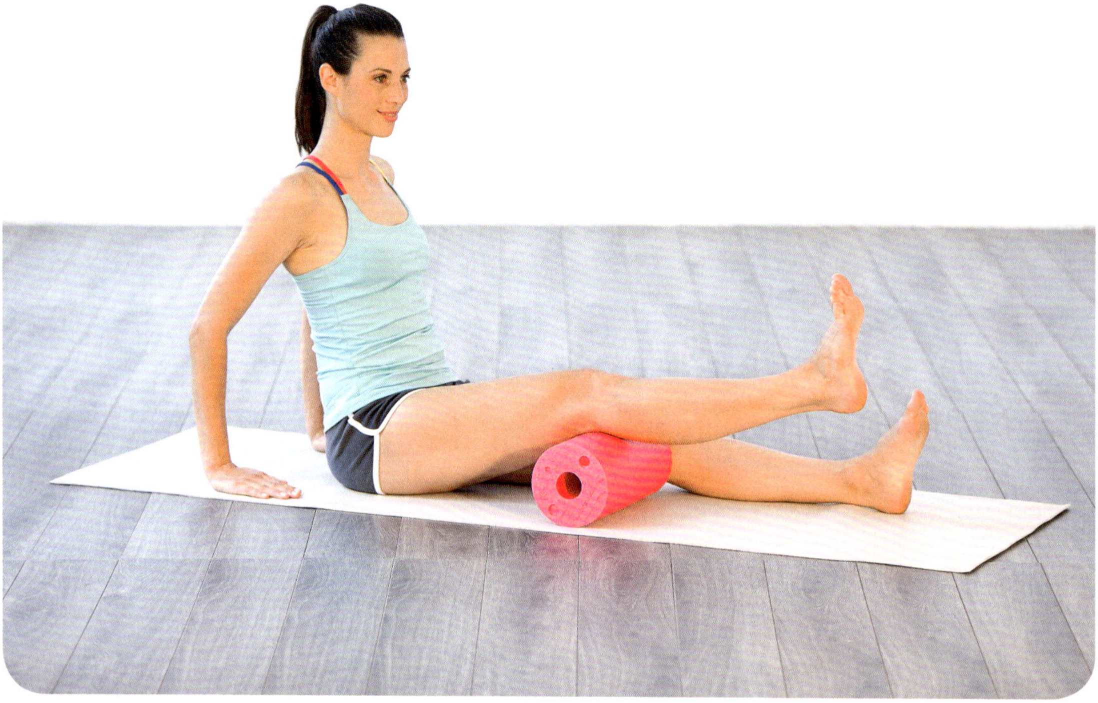

Bewahren Sie die Haltung: Oberkörper aufrecht, die Arme stützen Sie.

Gerollte Streckung [Beugen und Strecken]

Strecken lernen

Ausgangsposition: Setzen Sie sich auf den Boden und machen die Beine lang (Langsitz). Dabei können Sie sich mit den Armen hinter dem Körper abstützen. Das Knie liegt auf einer Blackroll, einer Handtuchrolle oder Ähnlichem.

Durchführung: Heben Sie den Unterschenkel vom Boden ab, strecken Sie das Knie über die Rolle. Lassen Sie den Unterschenkel langsam und kontrolliert wieder auf den Boden absinken. Machen Sie 3–5 Durchgänge mit jeweils 15–25 Wiederholungen dieser Übung.

Zu beachten: Lassen Sie das Kniegelenk, wenn Sie es strecken, nicht mit Schwung durchschlagen. Halten Sie den Oberkörper aufrecht und setzen Sie Ihre Arme als Stütze ein.

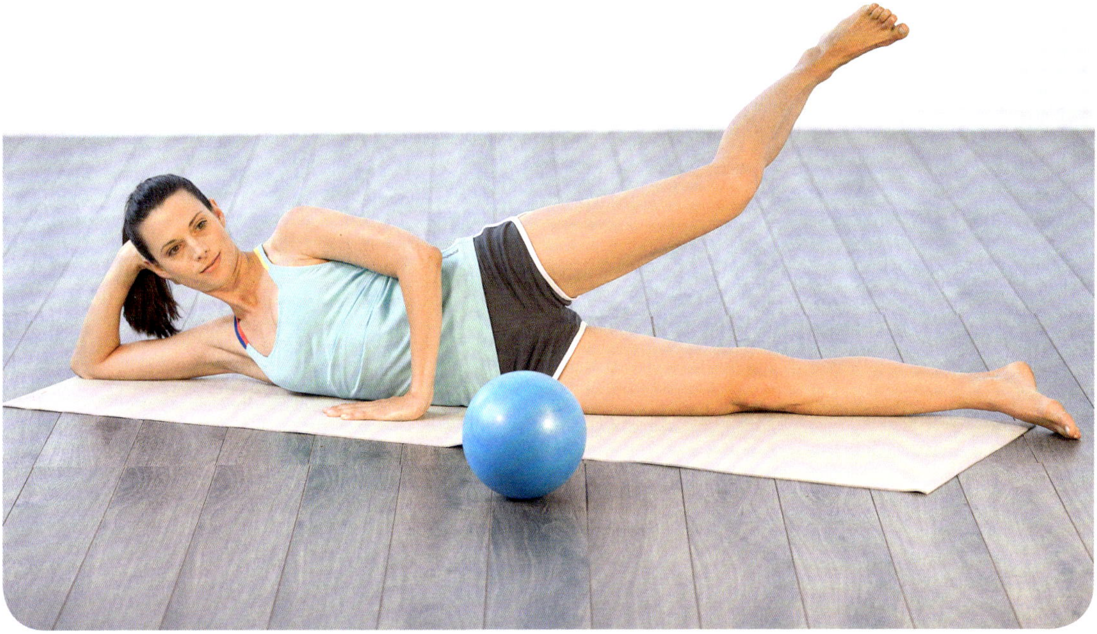

So tun, als sei man Fußballstar und spielerisch das Knie trainieren.

Fußball-Kicker [Beugen und Strecken]

Bewegung kontrolliert stoppen

Ausgangsposition: Legen Sie sich auf die Seite. Positionieren Sie einen Fußball (ein anderer Ball funktioniert genauso gut) so vor dem Körper, dass Sie ihn theoretisch mit dem Fuß »treten« können, wenn Sie das Knie strecken und den Fuß vorbeugen.

Durchführung: Nun strecken Sie Ihr Knie durch. Bewegen Sie den Fuß auf den Ball zu und stoppen Sie die Bewegung kurz bevor der Fuß den Ball berührt. Führen Sie diese Bewegung zu Beginn langsam und konzentriert durch, damit Sie das Timing kennenlernen. Denn: Sie sollen den Ball nicht tatsächlich treten, nicht einmal berühren. Sondern immer kurz davor stoppen. Später führen Sie die Bewegung immer schneller durch, bis es wie ein richtiger Fußballschuss aussieht. Machen Sie 3–5 Durchgänge mit jeweils 15–25 Wiederholungen dieser Übung.

Zu beachten: Kontrollieren Sie die Beinbewegung und den Stopp vor dem Ball. Achten Sie unbedingt darauf, die Schwungbewegung von Hüfte und Knie richtig auszuführen.

Körper aktivieren, Knie stabilisieren

Mit einigen Übungen trainieren Sie Ihren ganzen Körper und die Knie. Für diese Übungen benötigen Sie einen Ball. Aber das ist auch schon alles – danach sind Ihre Kraft, Spannung und Koordination gefragt.

Füße auf dem Ball

Legen Sie sich auf den Rücken und stellen Sie beide Füße – im Knie angebeugt – auf einen Ball. Die Arme und Hände legen Sie neben dem Körper auf dem Boden ab. Heben Sie die Hüfte und das Becken vom Boden ab, ohne dabei die Füße vom Ball zu nehmen. Stabilisieren Sie den gesamten Körper über den Druck der Beine in den Ball und über Ihre Arme. Halten Sie diese Position für 3–5 Sekunden stabil, bevor Sie die Hüfte und das Becken langsam wieder auf dem Boden ablegen. Wenn Sie die Übung intensivieren möchten, heben Sie zuerst einen Arm vom Boden ab und dann beide Arme. Machen Sie 3–5 Durchgänge mit jeweils 15–25 Wiederholungen. Führen Sie die Bewegung langsam und kontrolliert aus. Stabilisieren Sie zu Beginn den Rumpf mit den Armen. Drücken Sie sie fest in den Boden.

Füße auf dem Ball, Bein hoch!

Ihre Ausgangsposition ist wie in der ersten Übung. Wenn Sie das Becken angehoben haben und auf dem Ball stehen, heben Sie nun ein Bein vom Ball ab. Stellen Sie dann den Fuß wieder zurück auf den Ball. Sie können die Beine abwechselnd abheben, oder Sie machen die Wiederholungen zuerst mit einer Seite. Machen Sie 3–5 Durchgänge mit jeweils 15–25 Wiederholungen dieser Übung. Kontrollieren Sie unbedingt die Körperspannung und stabilisieren Sie sich über die Arme.

Ball rollen

Sie legen sich auf den Rücken und legen beide Füße mit gestreckten Knien auf einen Ball. Die Arme und Hände liegen neben Ihnen auf dem Boden, darüber können Sie sich stabilisieren. Heben Sie die Hüfte vom Boden ab und halten Sie diese Stellung für 3–5 Sekunden. In dieser Position können Sie die Knie auch anbeugen. Dazu ziehen Sie die Füße auf dem Ball in Richtung Knie. Oder Sie rollen den Ball mit gestreckten Beinen ein wenig nach rechts oder links. Weitere Steigerung: Heben Sie ein Bein vom Ball ab. Machen Sie 3–5 Durchgänge mit jeweils 15–25 Wiederholungen dieser Übung. Kontrollieren Sie Ihre Körpermitte. Sie benötigen eine gute Bauchspannung.

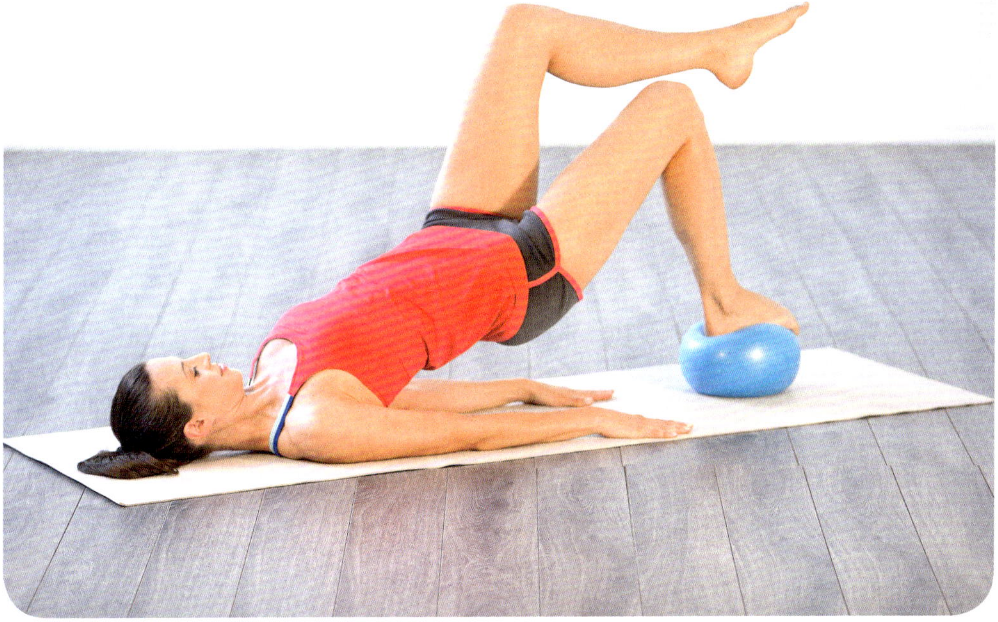

Auf den Ball, fertig, los!

Legen Sie sich auf den Bauch. Stellen Sie Ihre Unterarme vor dem Oberkörper auf dem Boden auf und legen Sie Ihre Füße auf einen Ball. Spannen Sie zuerst die Bauchmuskeln an, um die Lendenwirbelsäule zu stabilisieren. Heben Sie nun die Hüfte vom Boden ab und halten diese Position stabil für 3–5 Sekunden. Dann legen Sie die Hüfte langsam und kontrolliert wieder ab. Während Sie die Hüfte angehoben halten, können Sie im Wechsel mit einem Knie auf den Boden tippen. Das ist dann schon eine sehr anspruchsvolle Übung! Lassen Sie die Hüfte nicht nach unten absinken – vermeiden Sie eine Hohlkreuzposition. Wenn Sie den Rücken nicht mehr halten können, senken Sie die Hüfte kontrolliert ab. Beginnen Sie mit einer kurzen Übungszeit und steigern Sie langsam

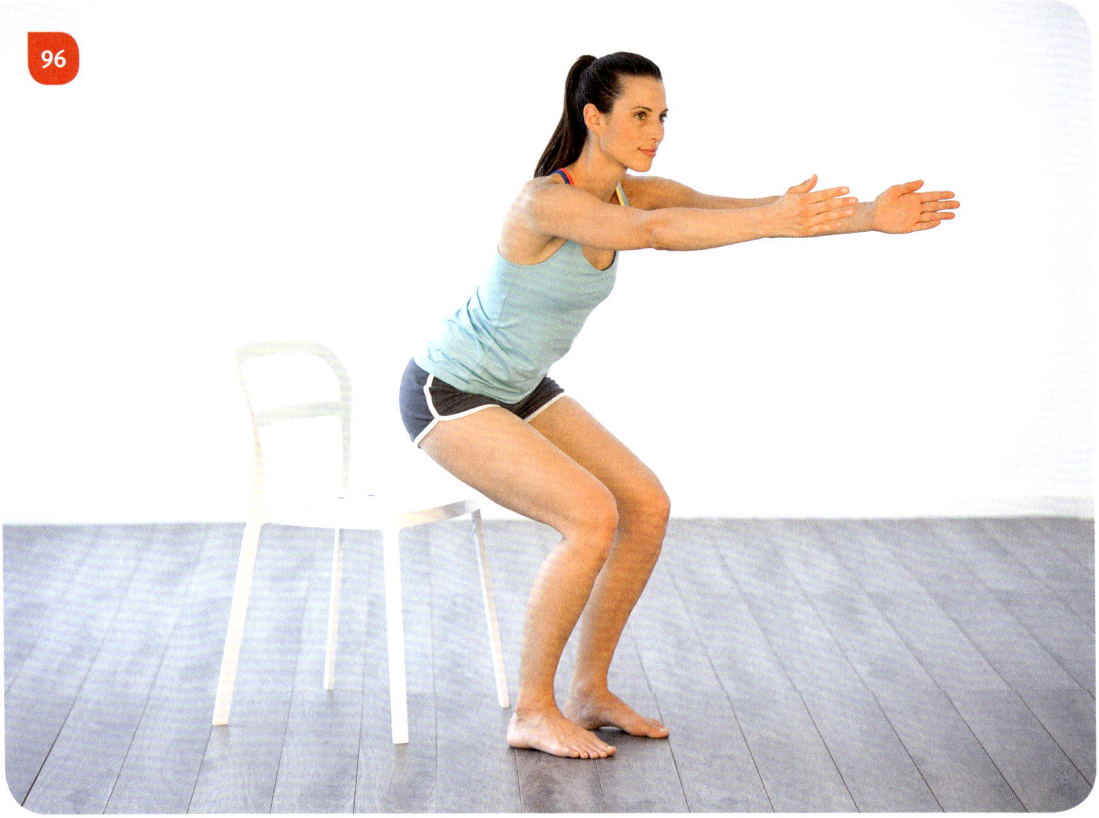

Schieben Sie die Knie nicht über die Zehenspitzen hinaus, halten Sie sie über den Fersen.

Kniebeugen beidbeinig [Muskelausdauer steigern]

Auch Bauch und Gesäß trainieren

Ausgangsposition: Stellen Sie sich vor einen Stuhl, auf dem Sie zur Not auch kurz Platz nehmen können. Stellen Sie sich so vor den Stuhl, dass Sie sich mit einer Kniebeuge sicher auf den Stuhl setzen könnten.

Durchführung: Gehen Sie in die Kniebeuge – kurz bevor Sie die Sitzfläche des Stuhls berühren, strecken Sie die Beine wieder und gehen zurück in die Ausgangsposition.

Machen Sie 4–6 Durchgänge mit jeweils 25–40 Wiederholungen.

Zu beachten: Halten Sie den Oberkörper möglichst aufrecht und spannen Sie die Bauch- und Gesäßmuskeln etwas an. Schieben Sie während der Kniebeuge die Knie nicht über die Zehenspitzen nach vorn hinaus. Halten Sie die Knie möglichst über den Fersen.

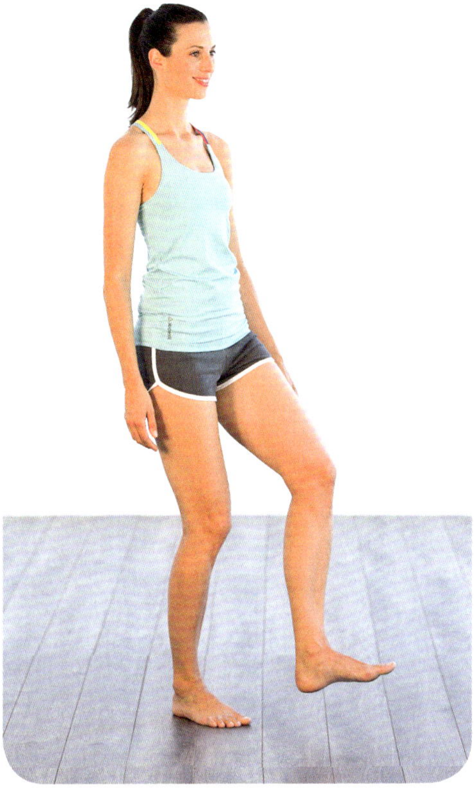

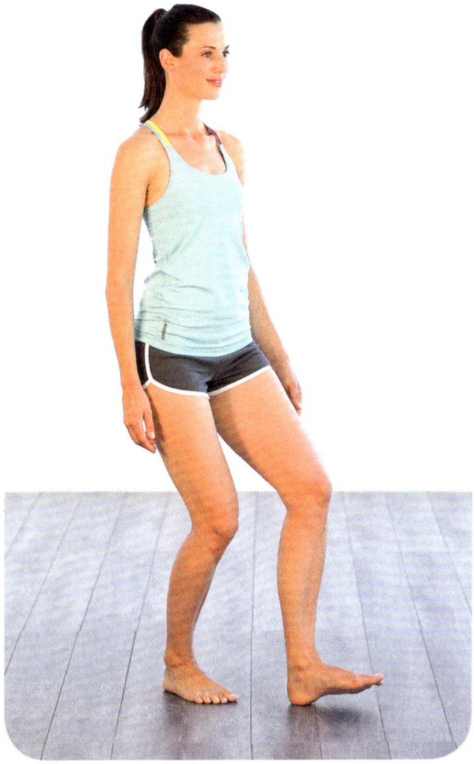

Die einbeinige Kniebeuge fördert die Ausdauer Ihrer Beinmuskeln enorm.

Einbeinkniebeugen [Muskelausdauer steigern]

Gebeugte Knie für Fortgeschrittene

Ausgangsposition: Stellen Sie sich auf ein Bein.

Durchführung: Gehen Sie mit dem Standbein in die Kniebeuge und drücken Sie sich wieder nach oben zurück in die Ausgangsposition. Wie tief Sie in die Kniebeuge nach unten gehen können, ist eine Frage Ihrer Kraft und der Ausdauer. Aber daran möchten Sie ja auch mit dieser Übung arbeiten. Machen Sie 4–6 Durchgänge mit jeweils 25–40 Wiederholungen. Sie können diese Übung mit dem rechten und linken Bein durchführen.

Zu beachten: Halten Sie den Oberkörper möglichst aufrecht und spannen Sie die Bauch- und Gesäßmuskeln etwas an. Schieben Sie während der Kniebeuge die Knie nicht zu weit über die Zehenspitzen nach vorn hinaus. Halten Sie die Knie möglichst über den Fersen.

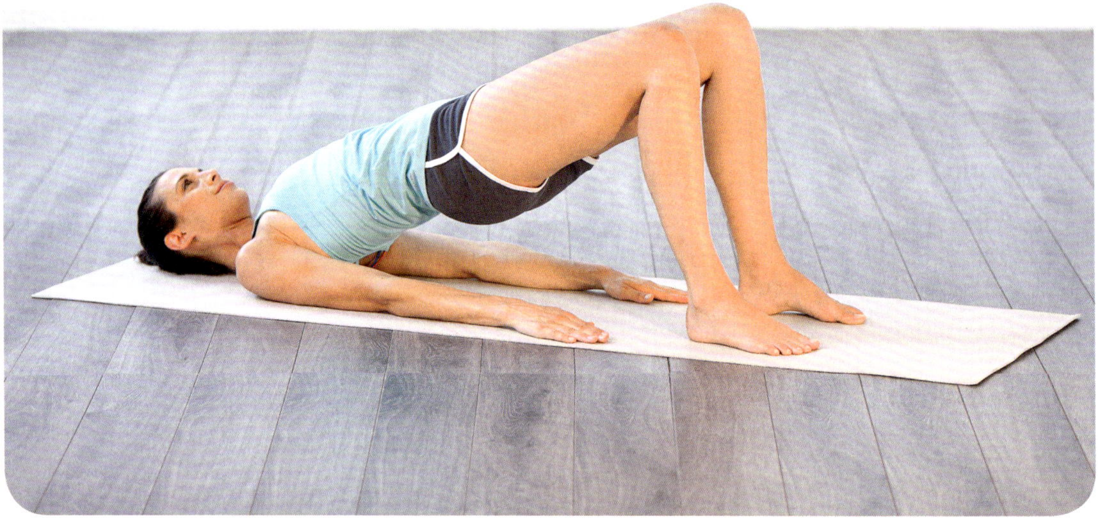

Mit dem Brückenbauen trainieren Sie die Ausdauer der Kniebeugemuskeln.

Brückenbauen [Muskelausdauer steigern]

Auch mit dem Bauch arbeiten

Ausgangsposition: Legen Sie sich auf den Rücken und stellen Sie die Füße so auf dem Boden auf, dass sie im Kniegelenk etwa einen 90-Grad-Winkel bilden. Die Arme liegen neben dem Körper auf dem Boden.

Durchführung: Heben Sie die Hüfte vom Boden ab, bis sich Oberkörper, Hüfte und Oberschenkel in einer geraden Linie befinden. Senken Sie dann die Hüfte langsam wieder auf den Boden ab. Machen Sie 4–6 Durchgänge mit jeweils 25–40 Wiederholungen.

Sie können diese Übung auch mit dem rechten und linken Bein einzeln durchführen. Dann wiederholen Sie die Bewegung 10 × rechts und 10 × links.

Zu beachten: Führen Sie die Bewegung kontrolliert und gleichmäßig durch. Spannen Sie Ihre Bauchmuskulatur etwas an, um die Körpermitte zu stabilisieren. Halten Sie die Knie dabei parallel und vermeiden Sie ein seitliches Abdriften.

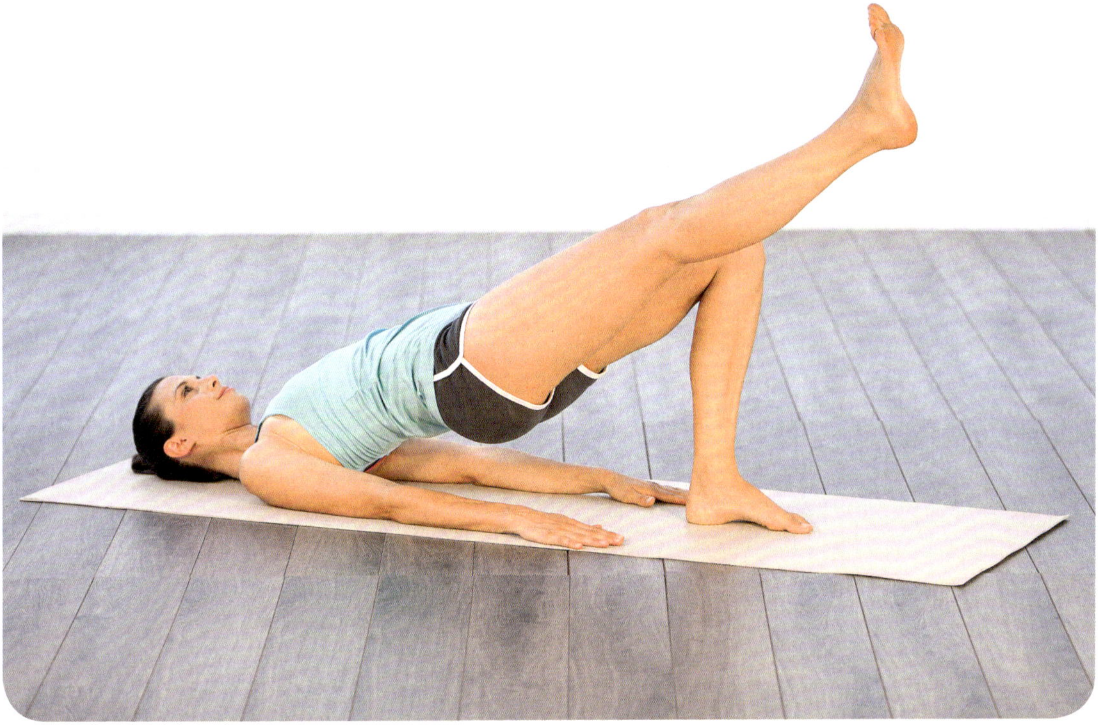

Aus der Brückenposition strecken Sie abwechselnd ein Bein nach vorn.

Brückenstrecker [Muskelausdauer steigern]

Das eigene Gewicht maximal einsetzen

Ausgangsposition: Legen Sie sich auf den Rücken und stellen Sie die Füße so auf dem Boden auf, dass sie im Kniegelenk etwa einen 90-Grad-Winkel haben. Die Arme liegen neben dem Körper auf dem Boden. Heben Sie die Hüfte vom Boden ab und halten Sie diese Position.

Durchführung: Sie strecken immer im Wechsel ein Bein nach vorn aus. Machen Sie 4–6 Durchgänge mit jeweils 25–40 Wiederholungen.

Zu beachten: Führen Sie die Bewegung kontrolliert und gleichmäßig durch. Spannen Sie Ihre Bauchmuskeln etwas an, um Ihre Körpermitte zu stabilisieren.

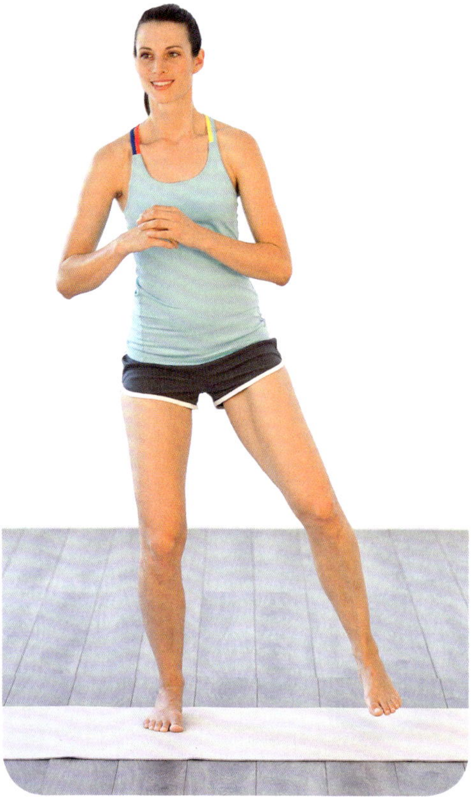

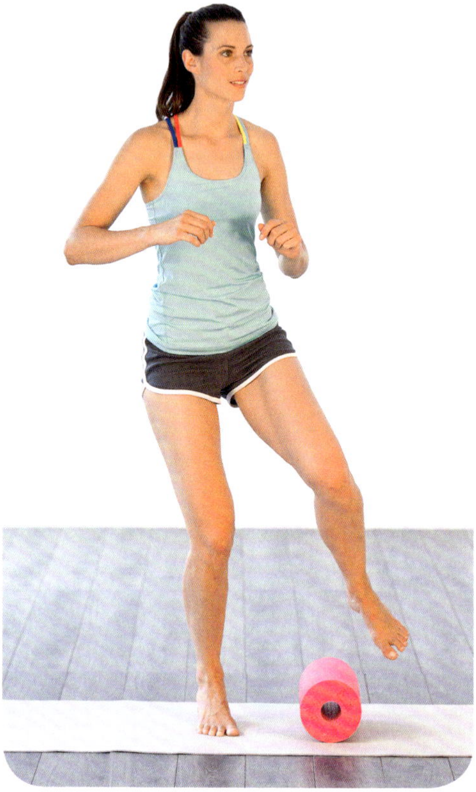

Lassen Sie die Knie nicht nach innen oder außen einknicken.

Sidesteps [Muskelausdauer steigern]

Über die Körpermitte arbeiten

Ausgangsposition: Stehen Sie auf einer Matte oder auf dem Boden. Die Beine stehen zusammen und sind in den Knien leicht gebeugt. Halten Sie eine leichte Bauchspannung, um Ihre Körpermitte zu stabilisieren.

Durchführung: Machen Sie mit dem linken Bein einen Schritt nach links. Dieser Schritt sollte mehr als schulterbreit sein. Nun stellen Sie Ihr rechtes Bein daneben. Auf dem Rückweg machen Sie es genau umgekehrt. Sie beginnen mit dem rechten Bein: einen Schritt nach rechts – und wieder die Beine schließen durch einen Schritt mit dem linken Bein. Diesen Schrittwechsel führen Sie 4–6 Durchgänge mit jeweils 25–40 Wiederholungen durch. Sie können diese Übung auch mit einer Blackroll durchführen, die Sie senkrecht auf den Boden zwischen Ihre Beine legen. Das trainiert Ihre Koordinationsfähigkeit besonders.

Zu beachten: Halten Sie eine geradlinige Beinachse – lassen Sie das Knie nicht nach innen oder außen einknicken. Knie und Zehenspitzen zeigen in dieselbe Richtung.

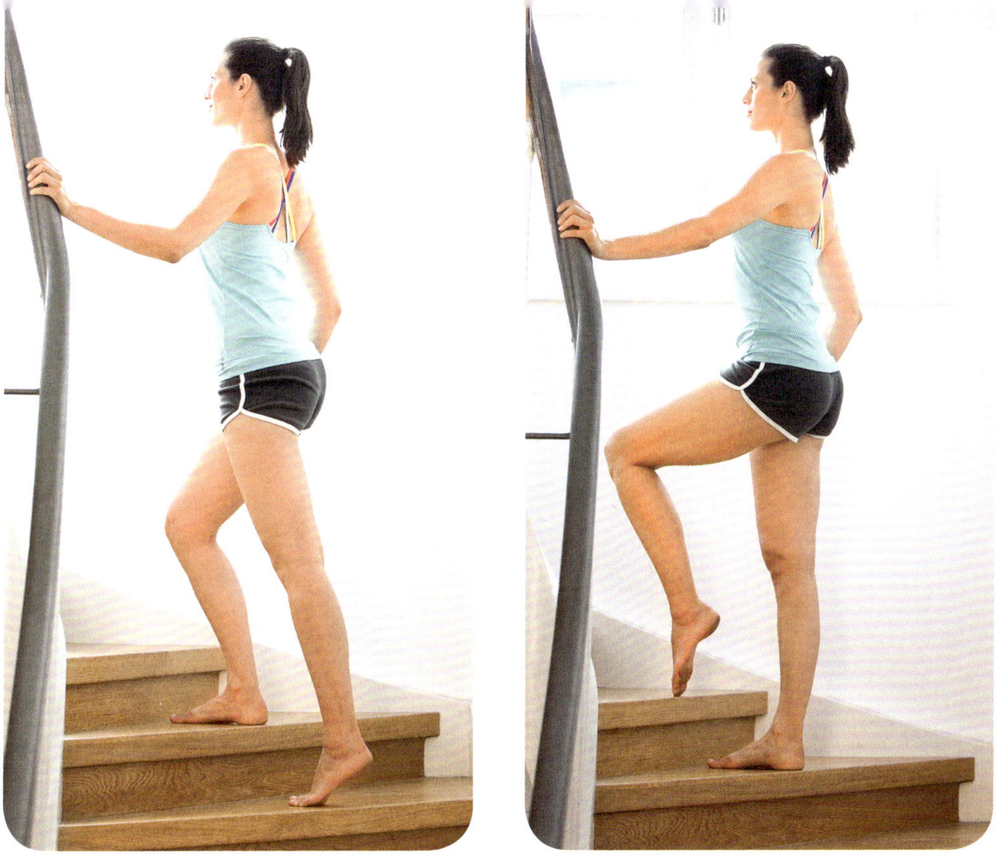

Halten Sie die Beine gerade, setzen Sie Ihren Körper unter Spannung.

Stepup [Muskelausdauer steigern]

Sich selbst hochstemmen

Ausgangsposition: Stellen Sie sich an eine Treppe, ein Bein auf der ersten Stufe stehend.

Durchführung: Drücken Sie sich nun mit dem auf der Treppe aufgestellten Bein nach oben. Den anderen Fuß tippen Sie nur kurz auf die Stufe darüber und stellen ihn wieder auf die untere Stufe. Von dieser Bewegung machen Sie 4–6 Durchgänge mit jeweils 25–40 Wiederholungen. Natürlich können Sie diese Übung entweder mit dem linken oder dem rechten Bein durchführen.

Zu beachten: Halten Sie den Oberkörper möglichst aufrecht und behalten eine geradlinige Beinachse bei – lassen Sie das Knie nicht nach innen oder außen einknicken. Spannen Sie dazu Bauch- und Gesäßmuskeln an.

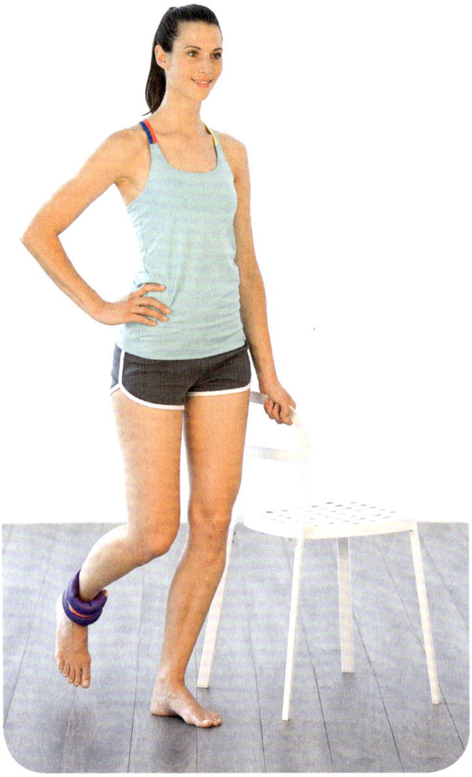

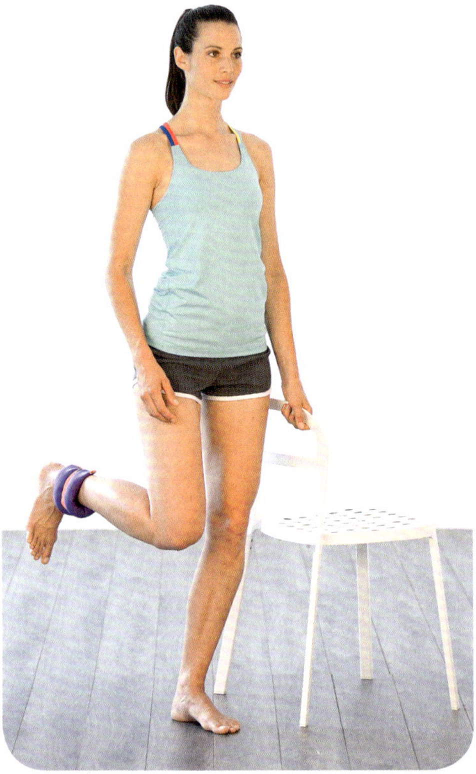

Mit dieser Übung und dem Gewicht trainieren Sie effektiv die Beinbeugemuskeln.

Beinbeuger [Muskelkraft verbessern]

Hinteren Oberschenkel trainieren

Ausgangsposition: Stellen Sie sich sicher auf ein Bein. Sie können sich für die Übung auch an einer Stuhllehne festhalten. Befestigen Sie eine Gewichtsmanschette am Knöchel eines Fußes. Alternativ zu den Gewichtsmanschetten können Sie auch schwere Stiefel (z. B. Skistiefel) anziehen.

Durchführung: Sie beugen das Bein mit der Gewichtsmanschette im Kniegelenk an. Bewegen Sie den Fuß in Richtung Gesäß und senken Sie den Unterschenkel langsam wieder bis zur Ausgangsstellung ab. Von dieser Übung machen Sie 3–5 Durchgänge mit jeweils 12–15 Wiederholungen. Mit dieser Übung trainieren Sie hauptsächlich die Beinbeugemuskeln auf der Oberschenkel-Rückseite. Auch die Wadenmuskulatur darf dabei helfen.

Zu beachten: Führen Sie die Bewegung langsam und kontrolliert durch. Vermeiden Sie ruckartige Bewegungen. Bewegen Sie den Unterschenkel in einer geraden Linie in die Beugung und halten Sie die Bauch- und Gesäßmuskeln angespannt.

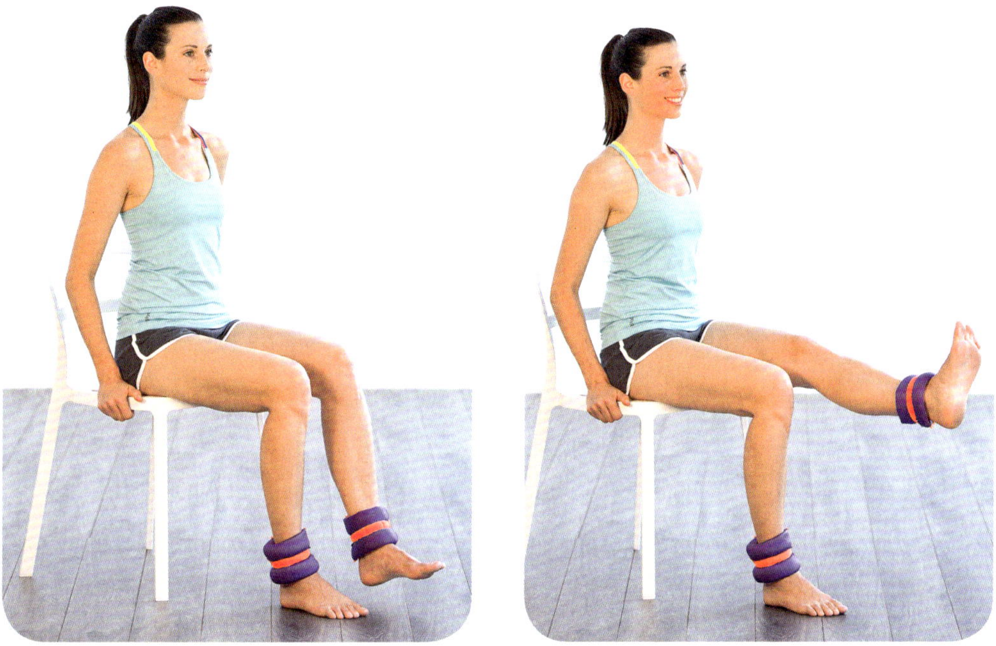

Die Übung trainiert v. a. die Streckmuskeln des Knies.

Beinstrecker [Muskelkraft verbessern]

Vorderen Oberschenkel trainieren

Ausgangsposition: Diese Übung führen Sie am besten im Sitzen durch. Setzen Sie sich auf das vordere Drittel der Sitzfläche – so haben Sie die bestmögliche Bewegungsfreiheit. Wieder haben Sie eine Gewichtsmanschette um den Knöchel.

Durchführung: Strecken Sie das Bein, bis der Fuß auf Kniehöhe ankommt. Von dort senken Sie den Unterschenkel wieder ab in die Ausgangsposition. Diese Übung trainiert vornehmlich die Streckmuskeln des Kniegelenks auf der Oberschenkel-Vorderseite. Von dieser Übung machen Sie 3–5 Durchgänge mit jeweils 12–15 Wiederholungen. Machen Sie diese Übung symmetrisch mit beiden Beinen. Üben Sie einbeinig, dann wiederholen Sie für jedes Bein 10-mal.

Zu beachten: Vermeiden Sie ruckartige Bewegungen. Kontrollieren Sie auch die Abwärtsbewegung des Unterschenkels und drehen Sie den Oberschenkel möglichst wenig.

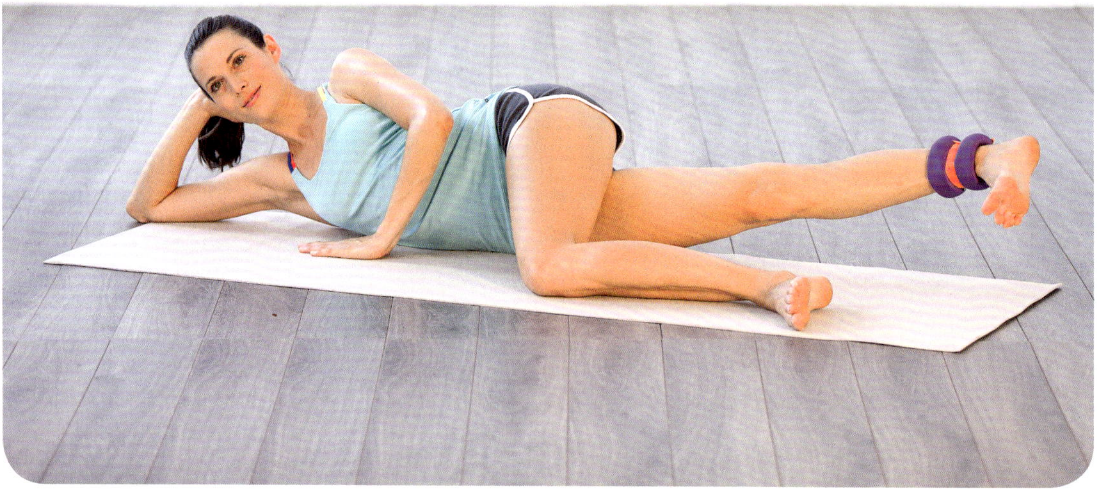

Die Übung trainiert die Muskeln an der Innenseite des Beins und stabilisiert das Knie.

Beinanzieher [Muskelkraft verbessern]

Innenseite Oberschenkel stärken

Ausgangsposition: Sie liegen für diese Übung auf einer Körperseite. Verlagern Sie das obere Bein nach vorn und legen es angewinkelt auf dem Boden ab. Wenn Sie eine Gewichtsmanschette benutzen, erschwert das die Übung und fordert mehr Muskelaktivität. Stützen Sie sich mit dem oben liegenden Arm vor dem Oberkörper ab – das stabilisiert die Körpermitte.

Durchführung: Nun heben Sie das untere Bein (mit der Gewichtsmanschette) etwa 20–30 Zentimeter vom Boden ab. Senken Sie das Bein wieder bis knapp über den Boden, Sie legen es nicht komplett auf dem Boden ab. Von dieser Übung machen Sie 3–5 Durchgänge mit jeweils 12–15 Wiederholungen. Machen Sie diese Übung mit beiden Beinen.

Zu beachten: Halten Sie die Körpermitte durch aktive Bauchmuskeln und das Abstützen mit der Hand stabil. Führen Sie die Beinbewegung kontrolliert durch und vermeiden Sie, dass Hüfte oder Becken nach vorn kippen. Halten Sie das Becken gerade.

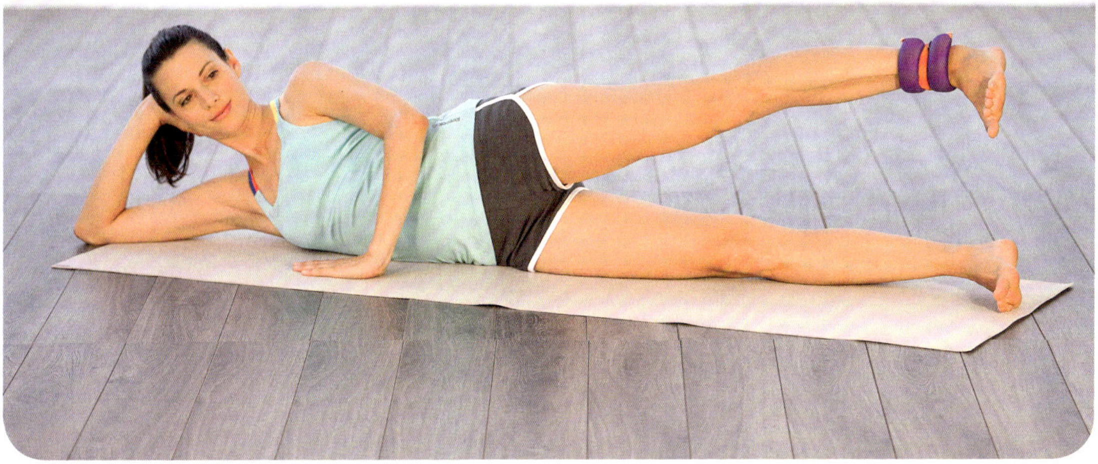

Die Übung trainiert die Muskeln an der Beinaußenseite und das iliotibiale Band (Läufer-Knie).

Beinabspreizer [Muskelkraft verbessern]

Außenseiten Oberschenkel fordern

Ausgangsposition: Sie liegen für diese Übung auf einer Körperseite. Verlagern Sie das untere Bein nach vorn und legen es auf dem Boden ab. Die Gewichtsmanschette (am oberen Bein) macht die Übung wieder intensiver. Stützen Sie sich mit dem oben liegenden Arm vor dem Oberkörper ab, um die Körpermitte zu stabilisieren.

Durchführung: Ziehen Sie den Fußrücken in Richtung Knie an. Das Knie ist bei dieser Übung stets leicht gebeugt und die Ferse ist höher als das Kniegelenk. Nun heben Sie das obere Bein vom Boden ab und senken es wieder bis knapp über den Boden ab – ohne das Bein ganz abzulegen. Von dieser Hebe-und-senk-Bewegung machen Sie 3–5 Durchgänge mit je 12–15 Wiederholungen.

Zu beachten: Halten Sie Ihr Becken gerade und vermeiden Sie, dass das Becken nach vorn oder nach hinten kippt. Dabei hilft Ihnen eine gute Bauchspannung. Halten Sie Ihren Oberkörper durch den Arm gestützt gerade und verhindern Sie, dass Sie in der Schulter verdrehen.

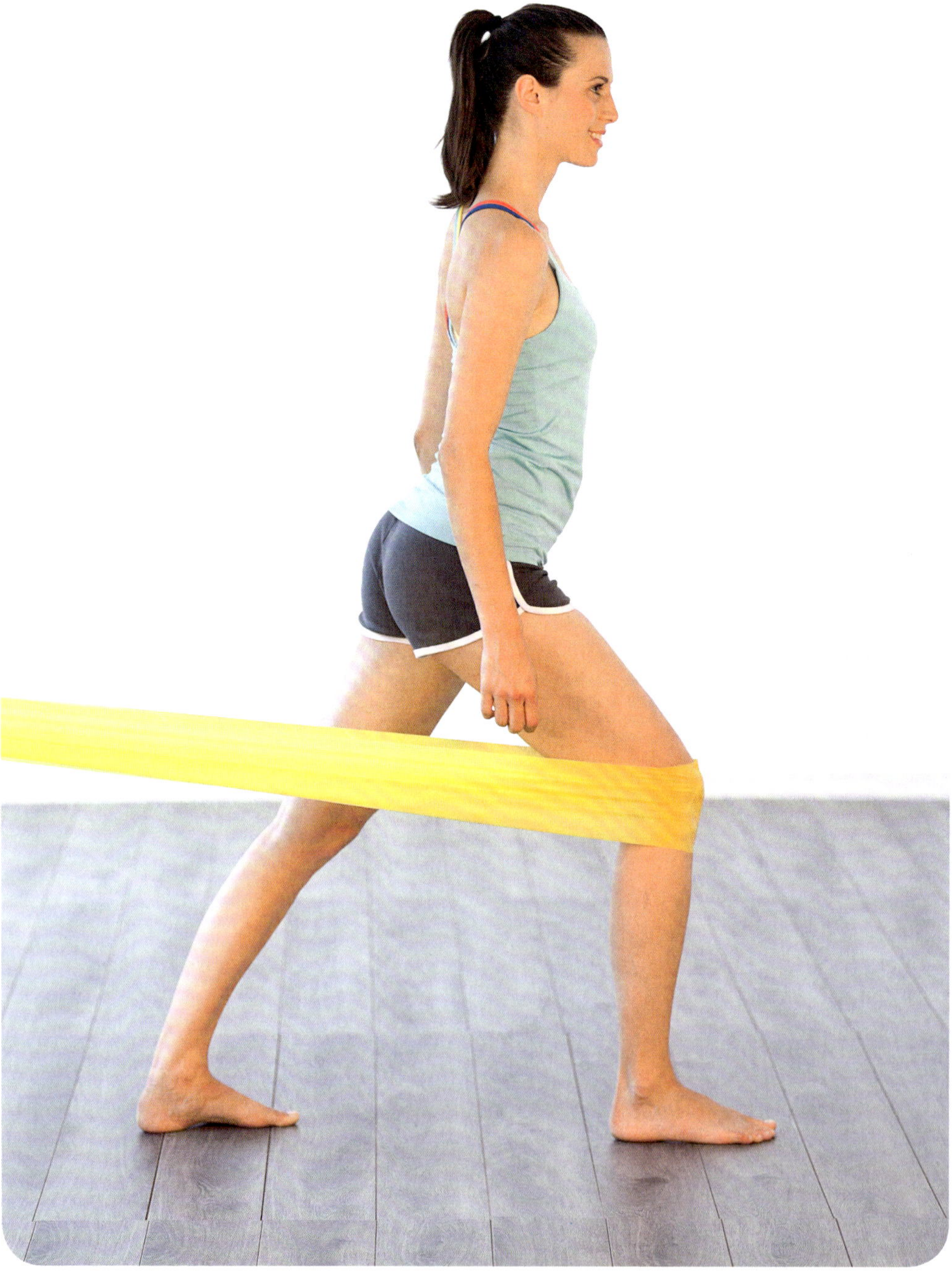

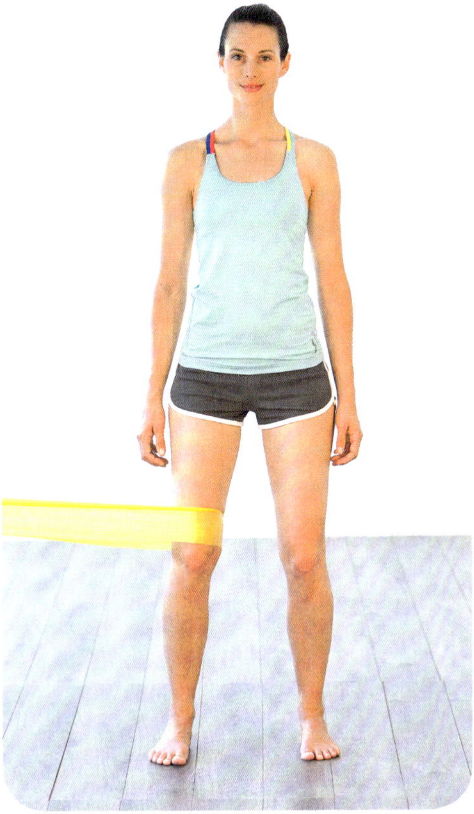
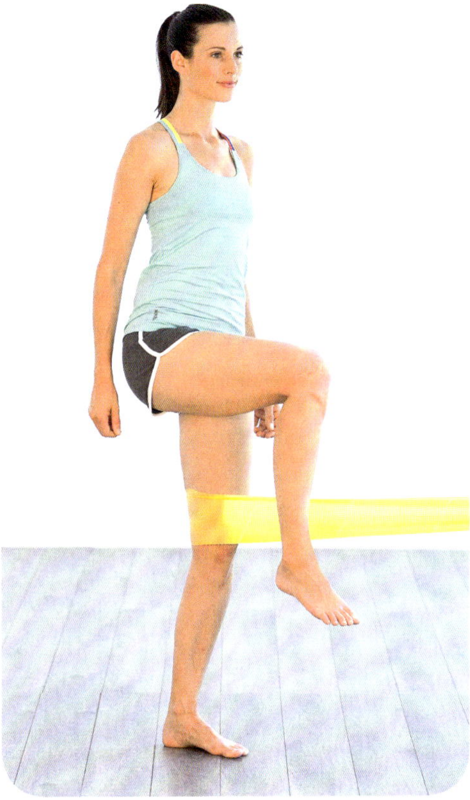

Die Übung kräftigt und stabilisiert das Knie in allen Bewegungsrichtungen.

Kraft am spannenden Band [Muskelkraft verbessern]

Gegen Widerstand arbeiten

Ausgangsposition: Knoten Sie das Theraband zu einem Ring und befestigen Sie es in Kniehöhe (z. B. an einem schweren Tisch oder Sie klemmen es in der Tür ein. (In das Band können Sie einen Kugelschreiber legen – und es darüber in der Tür einklemmen.) Nun steigen Sie in das Band hinein und legen es in Kniehöhe um Ihr Bein.

Durchführung: In dieser Ausgangsstellung können Sie sich variabel von vorn, hinten oder von einer Seite her gegen die Zugrichtung des Bandes ausrichten. Aktivieren Sie Ihre Muskeln immer gegen den Zug des Therabands. Unter diesem Zug bauen Sie Kniebeugen (auch mit einem Bein), Sidesteps oder kleine Sprünge ein. Alles geht: Zug aufbauen und halten. Einbeinig oder Beidbeinig. In jede Zugrichtung machen Sie 3–5 Durchgänge mit jeweils 12–15 Wiederholungen.

Zu beachten: Halten Sie die Beinachse stabil – vermeiden Sie, dass das Knie nach innen oder außen einknickt.

Fußgymnastik für den Alltag

Die Füße sind unsere Basis am Boden. Sie sorgen für Stabilität und Beweglichkeit. Und wir brauchen Sie für unser Gleichgewicht. Auch für starke Kniegelenke ist ein Fuß-Training nicht nur sinnvoll, sondern notwendig.

Zehengreifer

Sie können diese Übung im Sitzen oder im Stehen durchführen. Ziehen Sie die Socken aus und legen sie »griffbereit« auf den Boden. Nun greifen Sie mit den Zehen nach einer Socke und heben sie vom Boden ab. Lassen Sie die Socke wieder fallen und greifen Sie erneut zu. Machen Sie 15–25 Wiederholungen mit jedem Fuß in 3 Durchgängen. Wenn sich dabei Ihre Muskeln stark melden und Sie spüren, wie sie verkrampfen, gönnen Sie ihren Fußmuskeln eine rechtzeitige Pause.

Kurzer Fuß im Sonnenaufgang

Sie können sitzen oder stehen. Stellen Sie den Fuß flächig auf dem Boden auf. Wichtig ist der Bodenkontakt an der Ferse, dem Groß- und Kleinzehenballen. Spüren – und halten Sie den Kontakt während der ganzen Übung! Ziehen Sie die Zehen zurück. Dadurch wird Ihr Fuß »kleiner«. Stellen Sie sich auf Ihrem inneren Fußrand eine aufgemalte Sonne vor, die zu einem Drittel in die Fußsohle reicht. Nun drehen Sie den inneren Fußrand langsam nach oben (Kontaktpunkte halten!). Halten Sie diese Position für 3–5 Sekunden und lösen die Spannung wieder. Machen Sie 15–25 Wiederholungen mit jedem Fuß in 3 Durchgängen. Üben Sie langsam und massieren Sie zwischendurch ruhig auch die Fußsohle.

Zehenakrobat

Sie stehen oder sitzen. Mit etwas Übung klappt das Training sogar in den Schuhen. Sie stellen Ihre Füße bequem auf den Boden, achten wieder auf die drei wichtigen Kontaktpunkte Ferse, Groß- und Kleinzehenballen. Die halten Sie nach Möglichkeit während der ganzen Übung. Heben Sie zunächst nur die Großzehe ab. Alle anderen Zehen bleiben auf dem Boden, plus die anderen Kontaktpunkte. Machen Sie 3 × 15–25 Wiederholungen mit jedem Fuß. Dann bleibt die Großzehe auf dem Boden und die anderen Zehen heben Sie vom Boden ab. Die Wiederholungszahl ist wie oben.

Liegender Zehenakrobat

Im Liegen können Sie diese Übung am besten kontrollieren. Positionieren Sie die Füße so,

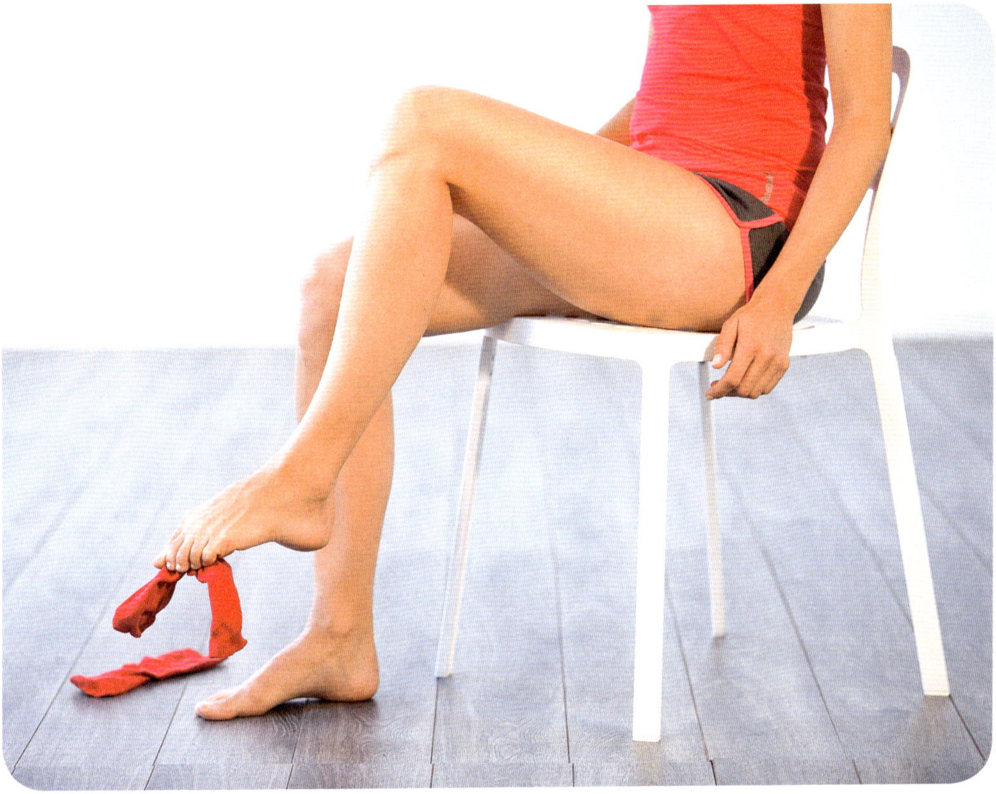

dass die Ferse sich bewegen kann, ohne stark zu reiben. Sie ziehen die Zehen dann nach oben in Richtung Schienbein und bewegen dabei gleichzeitig den Fußrücken nach unten (Zehen hoch + Fuß lang). Unten angekommen krallen Sie die Zehen ein und ziehen den Fußrücken wieder nach oben (Zehen krallen + Fuß hoch). Machen Sie 3 × 15–25 Wiederholungen. Sie können diese Bewegung mit beiden Füßen gleichzeitig machen. Koordinieren Sie den Bewegungsablauf und lassen Sie sich von den gegenläufigen Bewegungen (Zehen gegen Fuß) nicht aus der Ruhe bringen.

Stellen Sie sich dazu vor, Sie würden mit den Zehen ein Seil greifen, an dem ein schweres Gewicht hängt. Dieses Gewicht müssen Sie nach oben ziehen.

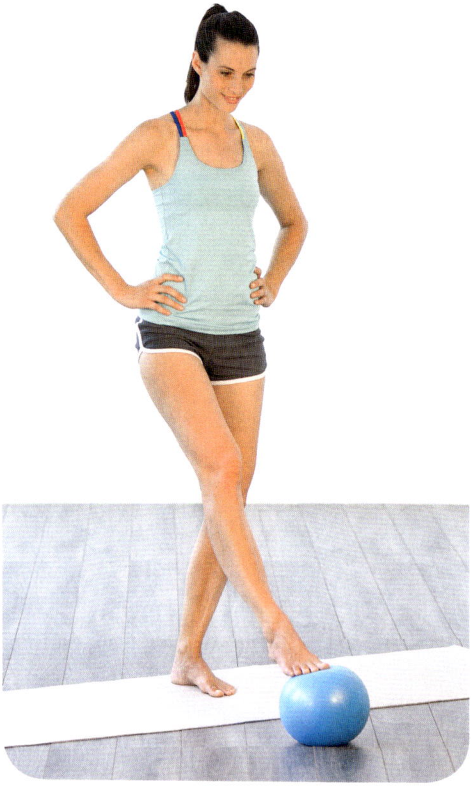

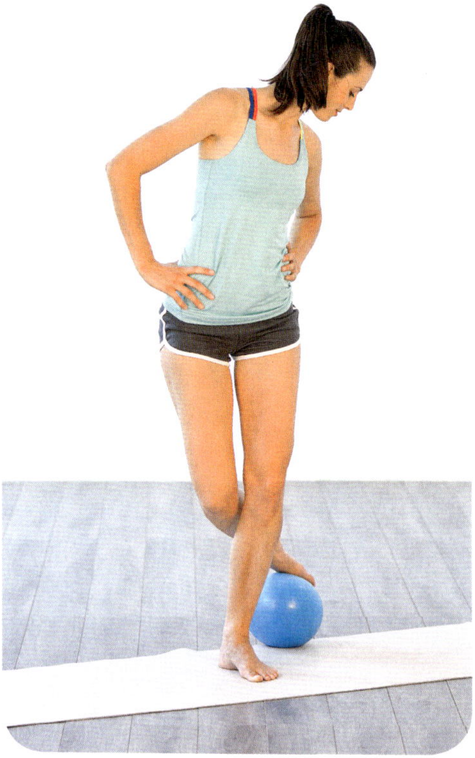

Rollen Sie den Ball mit dem Fuß in alle Richtungen.

Ballschieber [Stabilisieren und koordinieren]

Gleichgewicht fordern

Ausgangsposition: Stellen Sie sich auf eine Matte (rutschsicherer Grund) und nehmen Sie einen Ball (Fuß-, Gymnastik- oder Handball). Stellen Sie einen Fuß auf diesen Ball.

Durchführung: Nun bewegen Sie den Ball kontrolliert nach vorn, hinten, rechts und links – indem Sie ihn in die jeweilige Richtung rollen. Rollen Sie den Ball so weit Sie können in die jeweilige Richtung und kommen Sie wieder in die Mitte (Ausgangsposition) zurück. In jede Richtung können Sie diese Übung 12- bis 15-mal durchführen. Machen Sie je 4 Durchgänge in jede Richtung.

Zu beachten: Halten Sie die Beinachse des Standbeins und das Gleichgewicht. Vermeiden Sie ruckartige Bewegungen und kontrollieren Sie Knie-, Hüft- und Fußgelenke während der Übung.

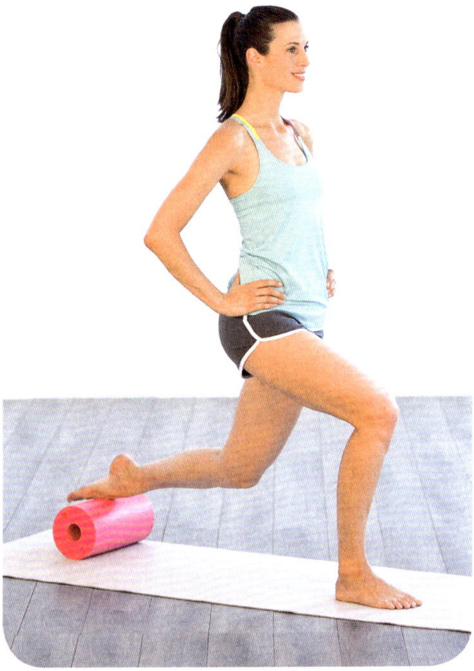
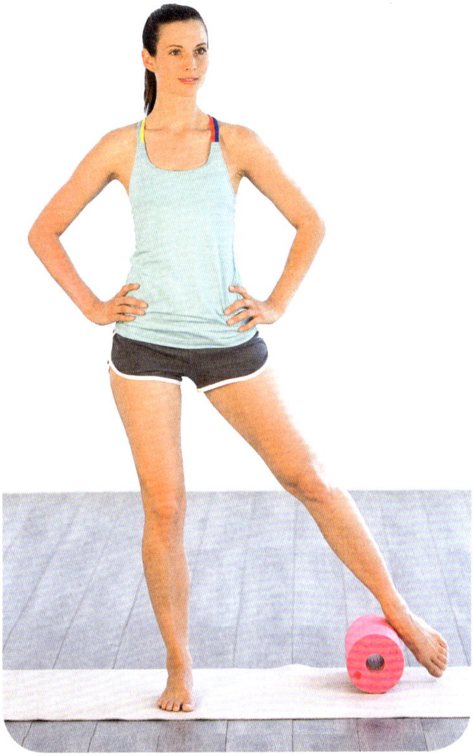

Neben dem Training für das Knie schult diese Übung auch das Gleichgewicht im Allgemeinen.

Blackrolled [Stabilisieren und koordinieren]

Blackroll und Bewegung kontrollieren

Ausgangsposition: Im Stand können Sie auch eine Blackroll ebenfalls in verschiedene Richtungen rollen. Im Gegensatz zu einem Ball ist die Blackroll etwas spurtreuer und besser zu kontrollieren. Um es auszuprobieren, können Sie auch mit einer Teigrolle oder einer Schwimmnudel starten.

Durchführung: Rechts, links, vor und zurück sind die Bewegungsrichtungen, in die Sie die Blackroll bewegen können. Vor allem, wenn Sie die Blackroll nach hinten rollen, gibt sie eine optimale Führung für einbeinige Kniebeugen. Das abgehobene Bein liegt dann auf der Rolle und gibt mehr Stabilität. In jede Richtung können Sie diese Übung 12- bis 15-mal durchführen. Machen Sie je 4 Durchgänge in die einzelnen Richtungen.

Zu beachten: Halten Sie die Beinachse und das Gleichgewicht. Vermeiden Sie ruckartige Bewegungen. Wenn Sie das Gleichgewicht nicht mehr halten können, setzen Sie das Blackroll-Bein wieder kontrolliert auf dem Boden auf. Treten Schmerzen auf, stoppen Sie die Übung sofort.

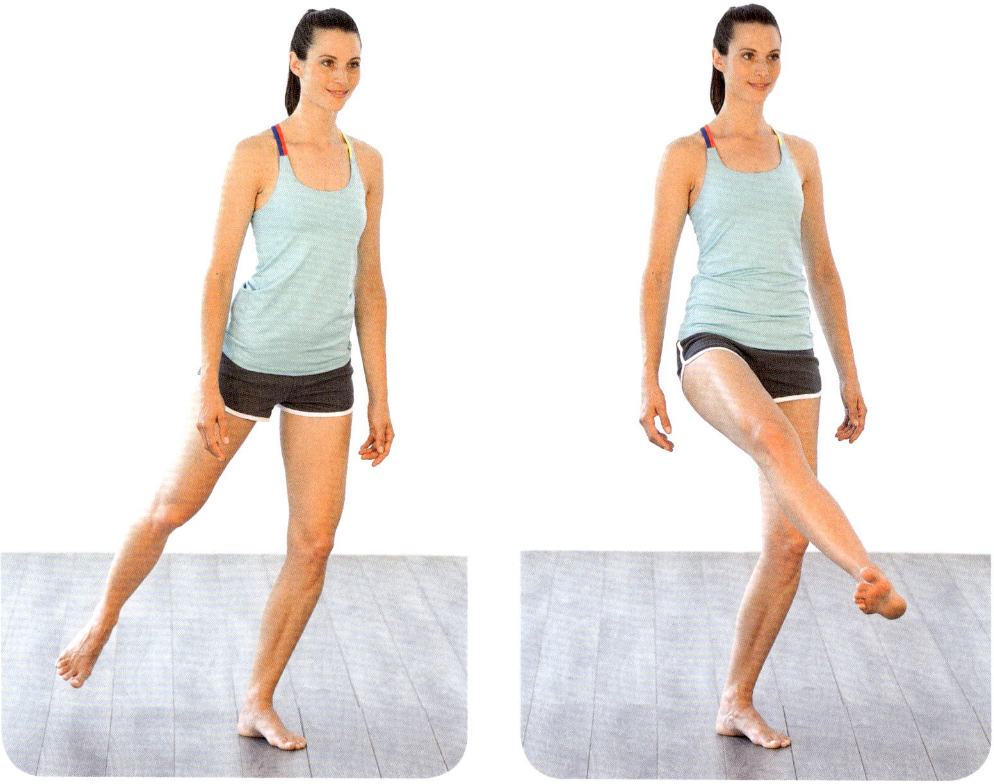

Diagonale Bewegungen steigern die Koordination und stabilisieren die Beinachse.

Stabilisationsderwisch 1 [Stabilisieren und koordinieren]

Motorik fordern

Ausgangsposition: Stellen Sie sich hin.

Durchführung: Bewegen Sie ein Bein von hinten rechts außen nach vorn links außen. Dabei halten Sie die Beinachse des Standbeines kontrolliert und verhindern, dass es nach innen oder außen einknickt. Um diese Übung zu steigern, können Sie einen Ball rollen oder sich ein Theraband um die Beine (in Kniehöhe) wickeln. Machen Sie 3 × 15–25 Wiederholungen dieser Übung.

Zu beachten: Halten Sie die Beinachse und das Gleichgewicht. Vermeiden Sie ruckartige Bewegungen.

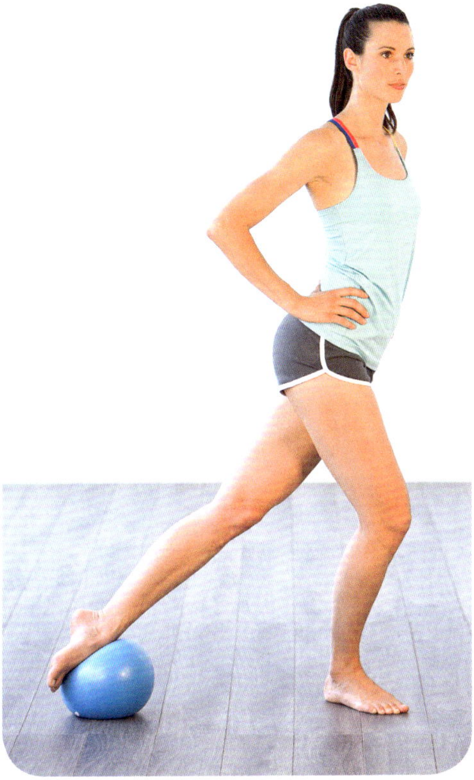

▲ Wenn Sie ein Theraband einsetzen, arbeiten Sie gegen eine größere Kraft von außen.

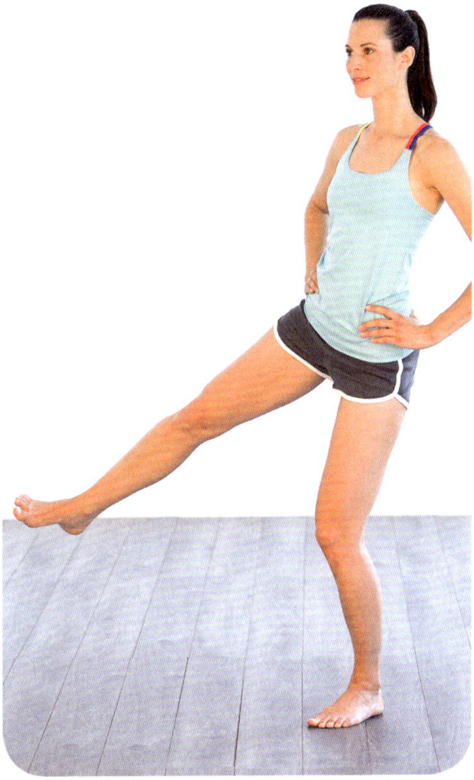

▲ Achten Sie darauf, dass das Standbein gerade bleibt.

Stabilisationsderwisch 2 [Stabilisieren und koordinieren]

Koordination trainieren

Ausgangsposition: Stellen Sie sich hin.

Durchführung: Nun geht die Bewegung des Beins von vorn rechts außen nach hinten links außen. Auch hier können Sie die Übung steigern, indem Sie einen Ball rollen oder sich ein Theraband um die Beine (in Kniehöhe) wickeln. Machen Sie 3 × 15–25 Wiederholungen.

Zu beachten: Halten Sie die Beinachse und das Gleichgewicht. Vermeiden Sie ruckartige Bewegungen.

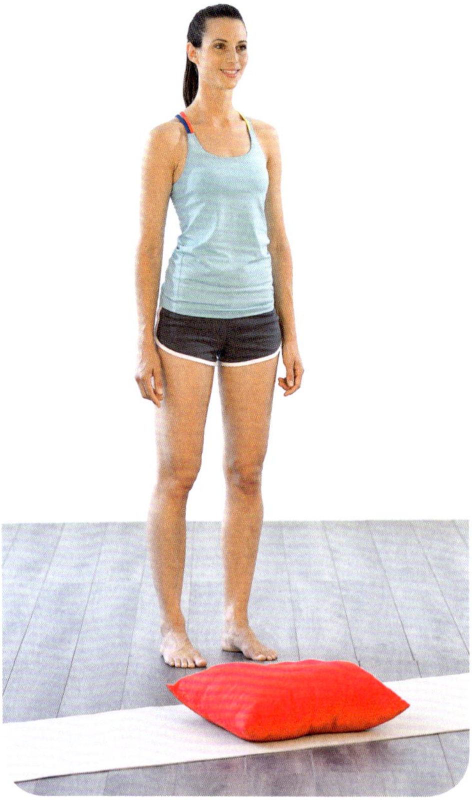

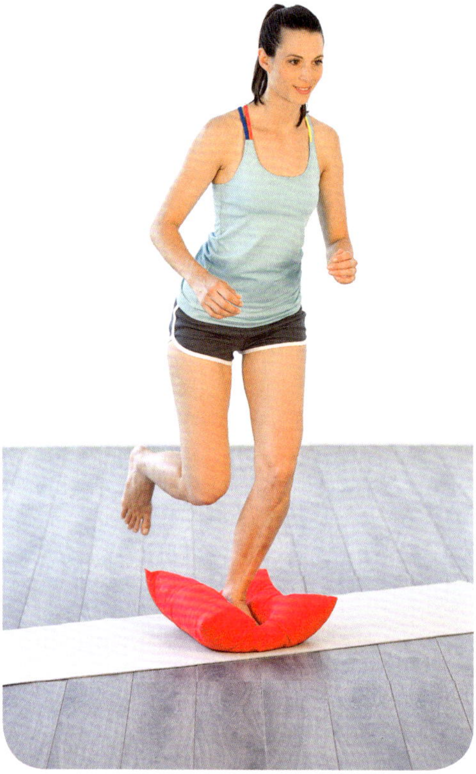

Seien Sie sich sicher, dass das Kissen nicht wegrutschen kann!

Kissensprung [Stabilisieren und koordinieren]

Springend trainieren

Ausgangsposition: Stellen Sie sich hin und positionieren Sie ein Kissen z. B. auf einer Trainingsmatte. Auf jeden Fall muss das Kissen rutschfest liegen.

Durchführung: Springen Sie mit einem Bein in das Kissen und kommen dort in einen sicheren Stand auf dem Sprungbein. Halten Sie das Gleichgewicht für 3–5 Sekunden und steigen wieder aus dem Kissen heraus. Machen Sie 3 × 15–25 Wiederholungen mit jedem Bein.

Zu beachten: Springen Sie kontrolliert in das Kissen. Das Kissen darf unter keinen Umständen ins Rutschen geraten. Vergewissern Sie sich.

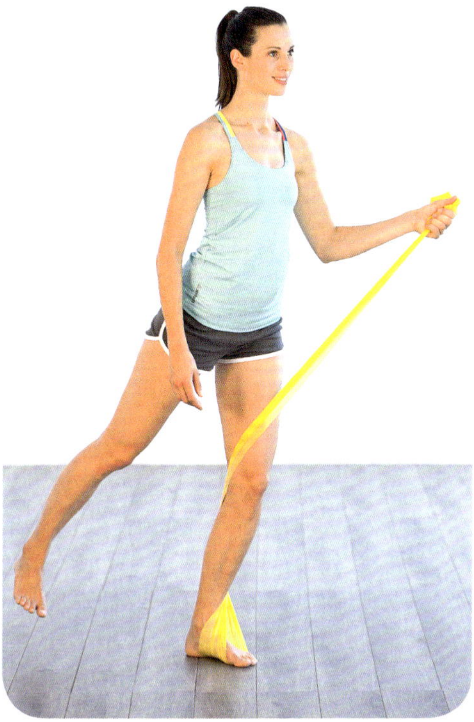

▲ Das Band läuft: Außenseite Unterschenkel, hinter der Kniekehle, über Innenseite Oberschenkel. Zugrichtung: nach außen.

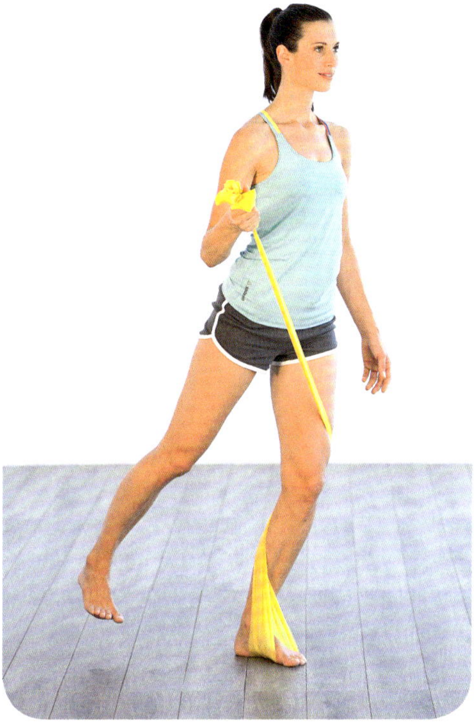

▲ Das Band läuft: Innenseite Unterschenkel, hinter der Kniekehle, über Außenseite Oberschenkel. Zugrichtung: nach innen.

Bandstabilisation [Stabilisieren und koordinieren]

Bänder herausfordern

Ausgangsposition: Stellen Sie sich hin. Falten Sie ein Theraband zur Hälfte und stellen Sie einen Fuß in die Mitte des Bandes (in die Schlaufe). Beide Enden des Therabands halten Sie mit je einer Hand fest.

Durchführung 1. Variante: Sie wickeln das Band über die Außenseite des Unterschenkels hinter der Kniekehle vorbei und über die Innenseite des Oberschenkels. Die Zugrichtung des Bandes ist nach außen. Stellen Sie sich auf das gewickelte Bein und ziehen mit dem Arm am Band nach außen. So müssen Sie das Kniegelenk nach innen stabilisieren. Machen Sie 3 × 15–25 Wiederholungen für jedes Bein.

Durchführung 2. Variante: Sie wickeln das Band über die Innenseite des Unterschenkels hinter der Kniekehle vorbei und über die Außenseite des Oberschenkels. Nun stehen Sie auf dem gewickelten Bein und ziehen mit dem Arm am Band nach innen. So müssen Sie das Kniegelenk nach außen stabilisieren.

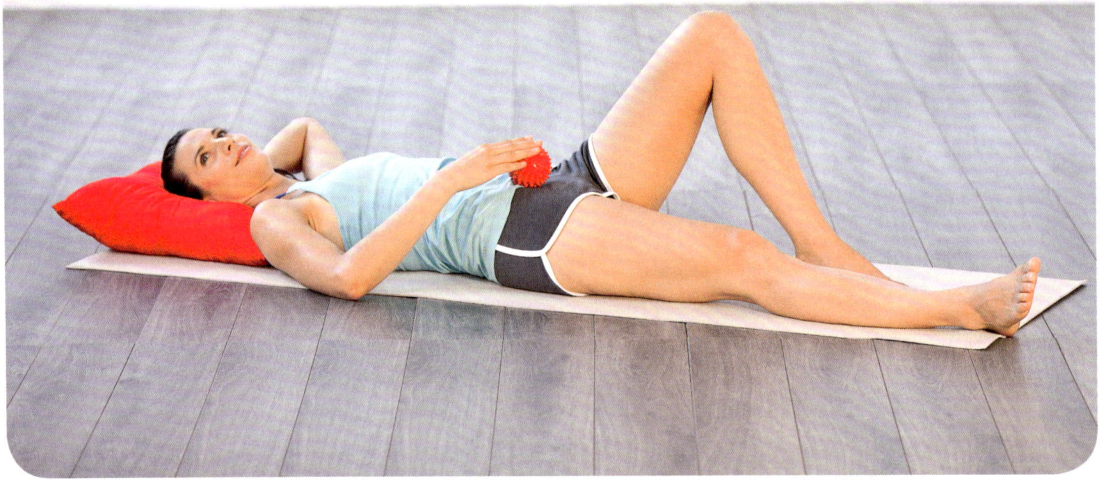

Über die sanfte Massage befreien Sie Strukturen, die z. B. miteinander verklebt sind.

Leistenmassage [Nerven mobilisieren]

Über Druck lockern

Ausgangsposition: Sie benötigen eine Ausgangsposition, in der Sie die Leiste strecken und lang machen können: Das klappt wunderbar, wenn Sie auf dem Rücken liegen.

Durchführung: Der Femoralisnerv durchläuft den Leistenkanal und hat dort viele Kontaktpunkte mit dem umliegenden Gewebe (Muskeln, Faszien usw.). Sind diese Strukturen verspannt oder verklebt (z. B. nach Verletzungen), ergeben sich mechanische Reize für den Nerv. Die können Sie mit einer einfachen Massage mit den Händen oder einem Igelball lösen und den Nerv wieder beweglicher machen. Führen Sie sanfte kreisende Bewegungen – mit nur etwas Druck – von der Leiste bis in den oberen Teil des Oberschenkels aus. Das können Sie zwischen 3–10 Minuten am Stück durchführen.

Zu beachten: Wenn Schmerzen auftreten, stoppen Sie die Bewegung an dieser Stelle.

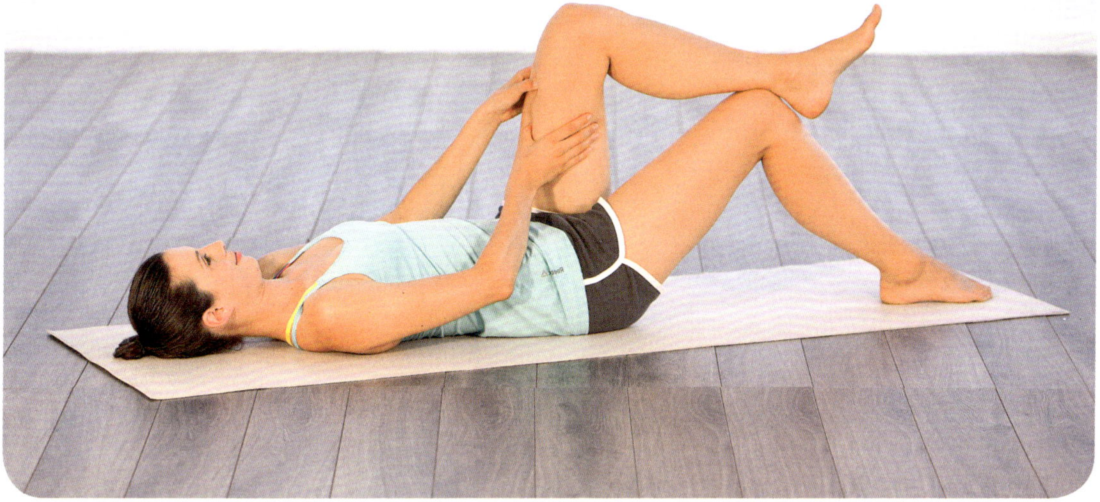

Mit der Massage mobilisieren Sie den Femoralisnerv ganz sanft – aber nachhaltig.

Oberschenkelmassage [Nerven mobilisieren]

Nervenverlauf lockern

Ausgangsposition: Sie sollten eine bequeme Position finden. Die Rückenlage (mit leicht angewinkelten Beinen) oder ein angelehnter, entspannter Sitz sind dazu bestens geeignet.

Durchführung: Der Femoralisnerv verläuft auf der Vorderseite des Oberschenkels zum Knie. Mit dieser Massage gehen Sie seinem Verlauf nach und mobilisieren ihn. Massieren können Sie einfach mit den Händen oder dem Igelball und machen damit den Nerv wieder beweglicher. Führen Sie sanfte kreisende Bewegungen – mit nur etwas Druck – auf dem gesamten Oberschenkel aus. Das können Sie zwischen 3–10 Minuten lang durchführen.

Zu beachten: Schmerz heißt Stopp!

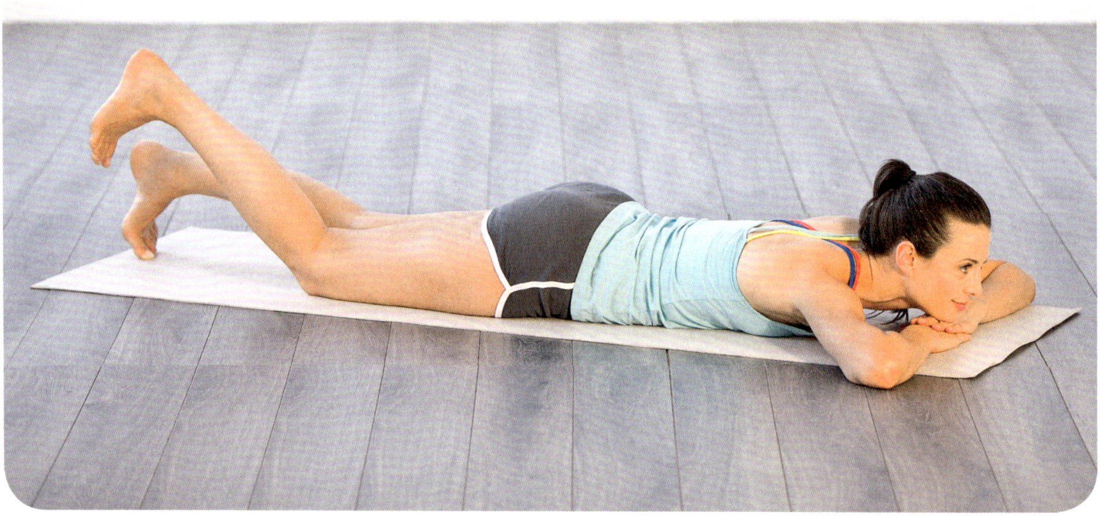

Die Bewegung ist klein, aber die Wirkung groß – der Nerv muss den Muskeln folgen.

Der Alles-Aktivator [Nerven mobilisieren]

Spannung am Nerv lässt nach

Ausgangsposition: Legen Sie sich auf den Bauch und den Kopf auf den Händen ab.

Durchführung: Beugen Sie das Kniegelenk sanft an und strecken sie es wieder (auf dem Boden ablegen). Bei dieser Bewegung müssen sich nicht nur das Kniegelenk und die Muskeln bewegen, sondern der Nerv muss sich ebenfalls der Spannungsveränderung anpassen. Machen Sie 3 × 12–15 Wiederholungen.

Zu beachten: Achten Sie auf Ihre Symptome – sie sollten nicht stärker werden.

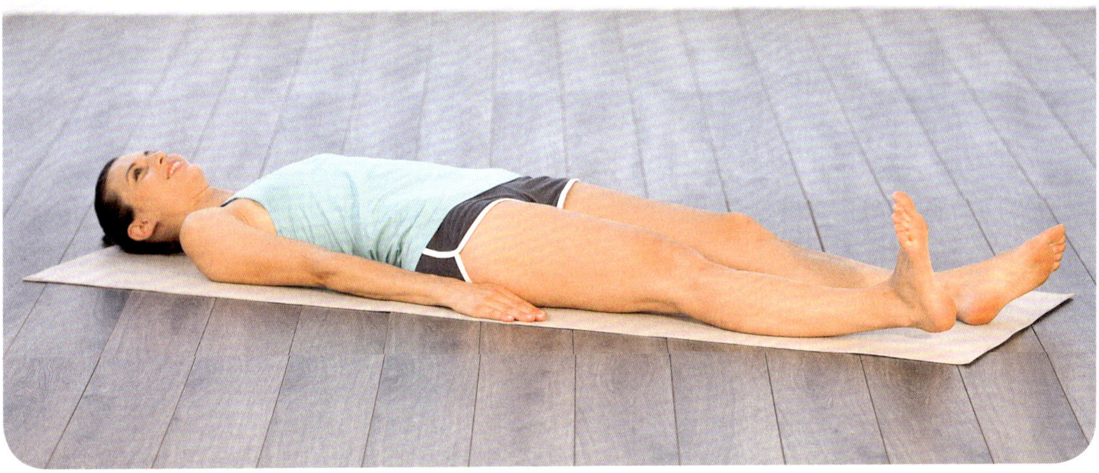

In der Rückenlage ziehen Sie den Fuß an und spannen die Vorderseite des Oberschenkels an.

Loslassen lernen [Einfach entspannen]

Über Abwechslung frei werden

Ausgangsposition: Legen Sie sich auf den Rücken und/oder auf den Bauch. In Rückenlage entspannen Sie die Streckmuskeln, in Bauchlage die Beugemuskeln.

Durchführung Rückenlage: Strecken Sie das Kniegelenk durch und spannen Sie die Muskeln der Oberschenkel-Vorderseite an. Halten Sie diese Spannung für 5–8 Sekunden und lassen Sie sie dann komplett los.

Durchführung Bauchlage: Beugen Sie das Kniegelenk an und spannen Sie die Muskeln der Oberschenkel-Rückseite an. Halten Sie diese Spannung für 5–8 Sekunden und lassen Sie sie dann komplett los. Diesen Wechsel machen Sie 5- bis 8-mal mit jedem Bein.

Zu beachten: Wenn Sie spüren, dass sich die Muskeln verkrampfen, reduzieren Sie die Spannung oder bringen Sie im Vorfeld Wärme auf die Muskulatur.

Druckpunkt entspannen [einfach entspannen]

Über das eigene Gewicht entspannen

Ausgangsposition: Für die Übung mit dem Ball begeben Sie sich in die Bauchlage. Möchten Sie sich ausrollen, sitzen Sie am besten.

Durchführung Ball: Legen Sie z. B. einen Tennisball unter den verspannten Muskel – und dann legen Sie sich mit dem gesamten Körpergewicht darauf. Das kann anfangs durchaus wehtun! Warten Sie in dieser Position 60–90 Sekunden. In dieser Zeit sollten der Schmerz und die Verspannung bereits nachlassen. Haben Sie hingegen das Gefühl, Spannung oder Schmerz werden stärker, verlagern Sie den Ball an eine andere Stelle. Das können nur ein paar Zentimeter sein, Sie werden das spüren!

Durchführung Walze: Wenn Sie eine Blackroll Mini haben, stecken Sie einen Kochlöffel durch die Rolle und benutzen sie als »Muskel-Wellholz«. Sie können aber auch eine Teigrolle benutzen. Rollen Sie damit Ihre verspannte Oberschenkelmuskulatur aus. 3–4 Minuten pro Oberschenkel können wahre Wunder bewirken.

» Ziehen Sie die Fußspitze an, das verstärkt den Druck (oben).

» Achten Sie auf einen geraden Rücken (unten).

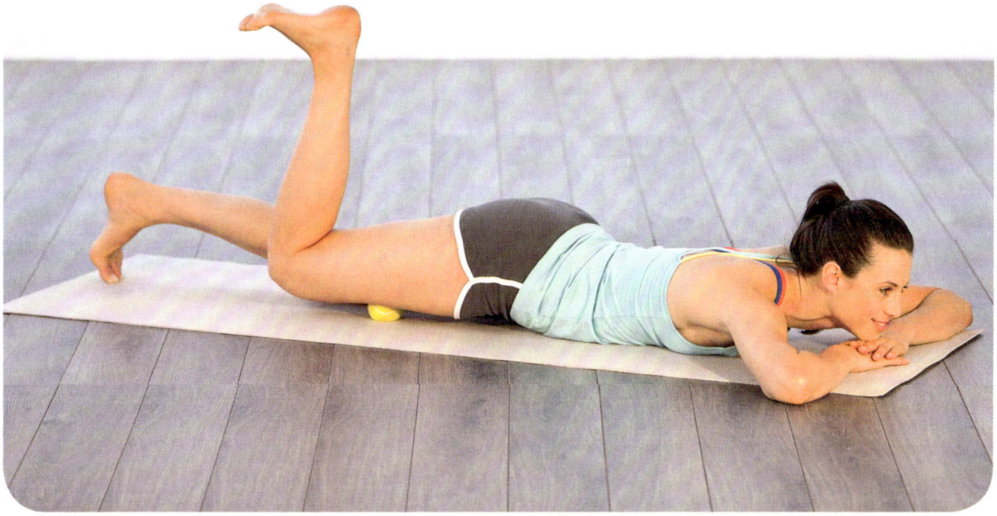

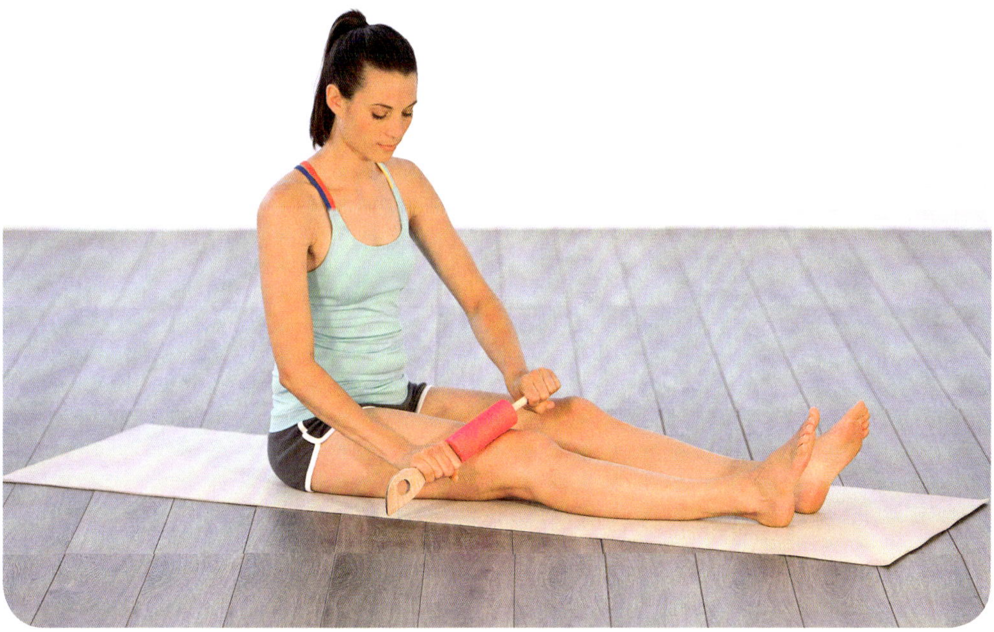

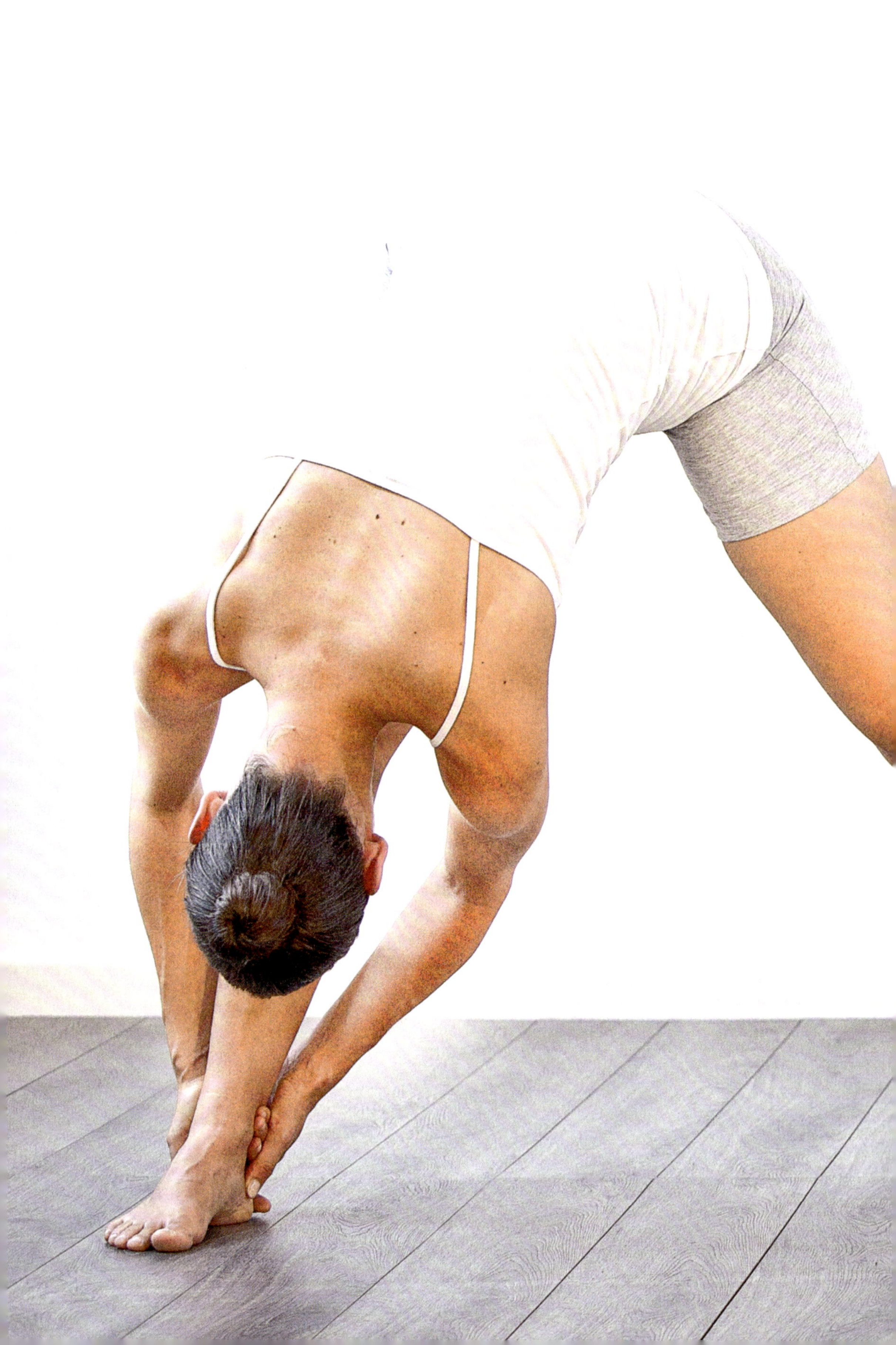

Untersuchung, Diagnose, Therapie

Herausfinden, was eigentlich los ist, um dann die für Sie beste Behandlung einzuleiten. Sie, Ihr Arzt und Physiotherapeut arbeiten dabei ganz eng zusammen.

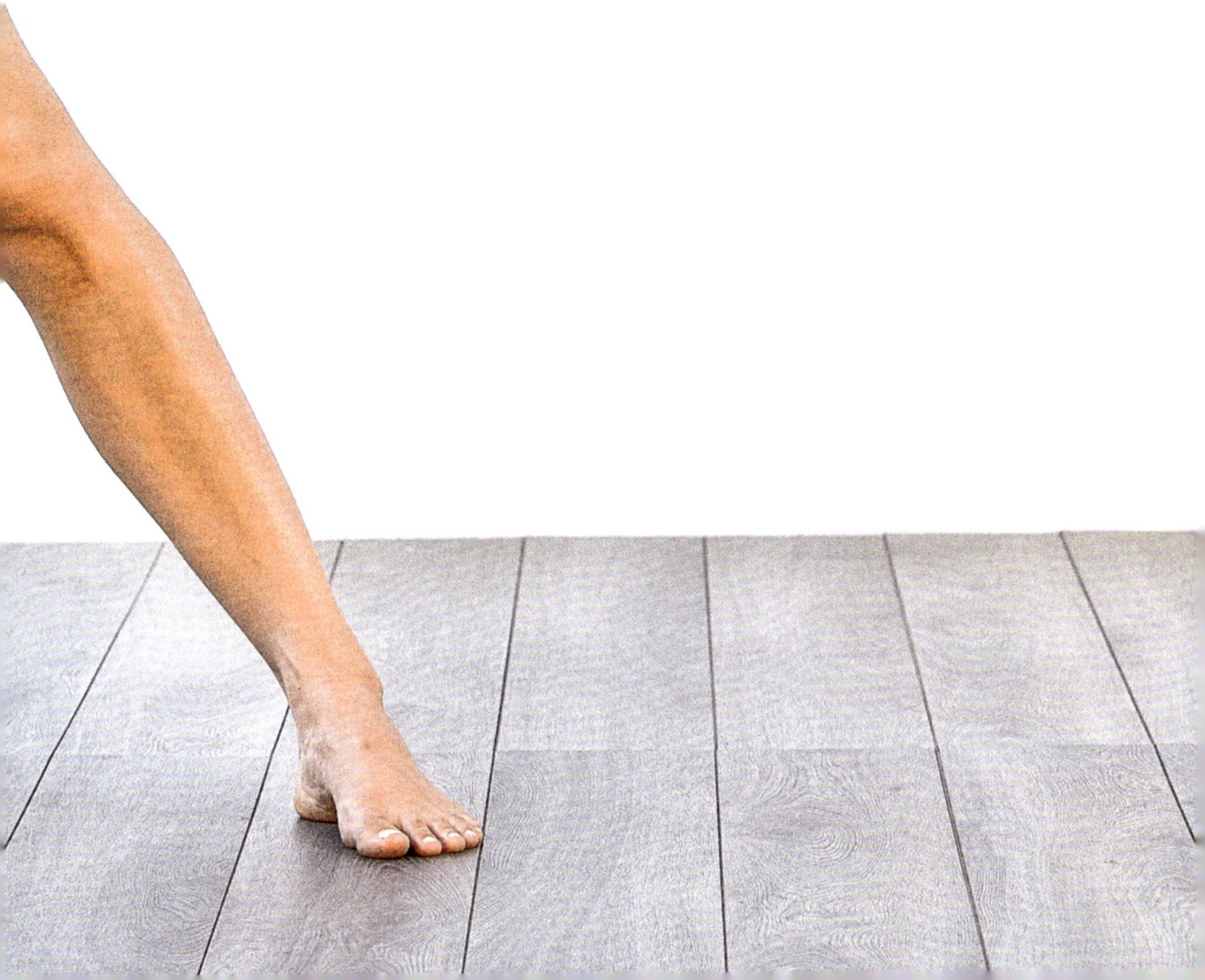

So werden Sie untersucht

Mediziner und Physiotherapeuten kennen viele Möglichkeiten, um die Ursache von Kniebeschwerden genau zu bestimmen. Lesen Sie, welche Untersuchungsmethoden es gibt.

Vor jeder erfolgreichen Behandlung steht immer eine umfassende Untersuchung und Diagnostik des betroffenen Körperbereichs. Oder anders herum: Die Behandlung kann immer nur so gut sein, wie die zuvor durchgeführte Diagnostik. Denn nur so lassen sich Gründe und Ursachen von Störungen der Kniegelenke entdecken und damit für eine Behandlung nutzen. Um vorhandene Kniebeschwerden zu reduzieren und im Verlauf der Behandlung auch bleibend beseitigen zu können, gilt es, die Ursachen möglichst exakt zu klären.

Gleichwohl: Die klinischen Möglichkeiten, Ihre Kniegelenke zu untersuchen, sind in der heutigen Zeit und innerhalb der modernen Medizin nahezu grenzenlos. Doch welche Untersuchungen sind bei welchen Beschwerden wichtig und sinnvoll? Welche Erkenntnisse können diese Untersuchungen liefern und welche realen und sinnvollen Therapiekonsequenzen sind damit verbunden? Nicht immer sollten alle möglichen Maßnahmen auch ergriffen werden.

Was zeigt welche Untersuchung?

Die häufigsten Ursachen für Kniebeschwerden sind Überlastungen der Gelenke, starke Abnutzung der Gelenkknorpel (beginnende oder bestehende Arthrose), Verletzungen der Kniebinnenstrukturen (Meniskus, Kreuzband, Gelenkknorpel) und auch Verletzungen oder Überlastungen der Muskeln. Zusätzlich beeinflussen können z. B. eine einseitige Arbeits- oder Sitzhaltung. In den Untersuchungen wird v. a. nach diesen Ursachen gesucht. Erst wenn sich die »normalen Verdächtigen« nicht als die »Schuldigen« erweisen, folgen weitere Untersuchungen.

Der Arzt untersucht bei Kniebeschwerden in erster Linie den Bewegungsapparat. Er testet z. B. die zugehörigen Gelenke, Muskeln und Nerven, zudem hat er einige apparative Untersuchungsverfahren. Dazu zählen die Röntgenaufnahmen zur Darstellung der Knochen oder auch eine Ultraschalldiagnostik der Weichteile.

Funktionsdiagnostik

Das ist normalerweise, nach der Befragung (der Anamnese) des Betroffenen, der nächste Schritt in der Diagnostik. Dabei werden die normalen Körperfunktionen des betroffenen Gebietes (hier der Kniegelenke) geprüft, z. B. die Funktionen der Muskeln, Gelenke und der Nerven.

Ultraschalldiagnostik

Eine Ultraschalluntersuchung (Sonografie) macht körpereigenes Gewebe sichtbar, sodass Veränderungen sichtbar werden. Gleichwohl liefern eine MRT- oder CT-Untersuchung eindeutigere Bilder.

Röntgen

Besteht Verdacht auf Veränderungen am Knochen, hilft ein Röntgenbild weiter. Es kann zwar keine Aufschlüsse über den Zustand der Muskulatur, der Menisken oder der Kreuzbänder geben (da ein Röntgenbild lediglich die Knochen darstellt). Aber Verletzungen der Knochen, z. B. Knochenbrüche oder knöcherne »Wucherungen« und daraus entstandene Einengungen von Nerven werden erkennbar. Ebenso sichtbar macht ein Röntgenbild Veränderungen am Gelenkspalt oder an der Stellung der Knochen zueinander.

Auch der Abstand im Gelenkspalt zeigt sich und kann wichtige Erkenntnisse über den Gelenkinnenraum geben, der eigentlich für die Menisken und das Kreuzband zur Verfügung stehen sollte. Beispiel: Ist der Gelenkspalt (Raum zwischen den Ober- und Unterschenkelknochen) enger als normal, kann das die dazwischen liegende Knorpelfläche stärker belasten oder auf veränderte Menisken hinweisen. Welches Problem genau vorliegt, klären dann andere bildgebende Verfahren wie ein MRT (Kernspintomografie). Ein Röntgenbild zeigt auch, ob Stellungsabweichungen vorliegen, die auf eine Fehlfunktion des Gelenks oder eine gewohnheitsbedingte Haltungsursache hindeuten können.

Computertomografie (CT)

Eine Computertomografie(CT) ist eine spezielle Röntgenaufnahme, die schichtweise Bilder (sog. Schichtaufnahmen) darstellt. Dabei sind auch Weichteile, wie Muskeln oder Sehnen, und v. a. Veränderungen in diesen Weichteilen zu erkennen. Liefert das Röntgenbild einen Verdacht auf Veränderungen an den Weichteilen, kann das CT eindeutigere Hinweise liefern.

Magnetresonanztomografie (MRT)

Eine Magnetresonanztomografie kann Körperregionen und Körperstrukturen in ihrer Funktion darstellen. Es kann z. B. verschiedene Hirnregionen und Nerven oder auch Bandscheiben, Muskeln und Gelenke während ihrer Arbeit (z. B. während der Bewegung) zeigen. Eine MRT-Aufnahme erlaubt es auch, kleinere anatomische Strukturen mit hoher Auflösung darzustellen und gibt somit höchstmögliche diagnostische Sicherheit. Diese Untersuchung ist der momentane »Gold-Standard«. Leider ist diese Untersuchung auch eine der teuersten Möglichkeiten in der Diagnostik.

Laboruntersuchungen

Bei Verdacht auf andere Erkrankungen, z. B. Stoffwechselerkrankungen wie Diabetes mellitus (Zuckererkrankung), Rheuma, Gicht oder auch bei möglichen Infektionskrankheiten, erhalten die Betroffenen Blutuntersuchungen. Damit lassen sich die Anzeichen einer Erkrankung finden und eine Therapie kann beginnen. Ist in diesen Untersuchungen nichts zu finden, können diese Erkrankungen als Ursache für die Beschwerden ausgeschlossen werden. Eine Labordiagnostik ist dann erforderlich, wenn Betroffene Symptome der oben genannten Erkrankungen zeigen.

Physiotherapeutische Diagnostik

Physiotherapeuten sind die Spezialisten für den Bewegungsapparat des menschlichen Körpers. Sie beschäftigen sich im Wesentlichen mit den Funktionen des aktiven und passiven Bewegungsapparates.

Aktiv und passiv: Der aktive Bewegungsapparat besteht aus den Muskeln, Sehnen, Faszien und Nerven. Der passive Bewegungsapparat umfasst hingegen die Bänder, Gelenke und Knochen sowie Bandscheiben, Knorpel und auch den Gelenkknorpel.

Hat Ihr Arzt Sie zu einer physiotherapeutischen Behandlung überwiesen, erhalten Sie auch hier eine eigene Untersuchung. Beispiel: Ein Betroffener hat die Diagnose »Gonarthrose«, »Meniskopathie«. Dann wird sich der Physiotherapeut mit seinen Mitteln ebenfalls auf die Suche nach möglichen Ursachen für die Beschwerden machen. Die möglichen »Übeltäter« wie Muskeln, Gelenke, Knorpel, Menisken und Nerven wird der Physiotherapeut auf ihre normale Funktion hin prüfen und behandeln. Denn auch die Physiotherapie besitzt verschiedene Mittel, um eine Diagnose zu finden.

Befragung (Anamnese)

Das ist eine der wichtigsten, wenn nicht gar die wichtigste Untersuchung überhaupt. Aus der Befragung kann ein Therapeut Informationen gewinnen, die die Entstehung, die Entwicklung und den Verlauf von Beschwerden aufklären und die zu einem umfassenden Verständnis für die aktuelle Situation führen. Aus diesen Informationen kann der Physiotherapeut bereits erste Vermutungen über die Ursache, die beteiligten Strukturen und die Prognose herleiten.

Bei Störungen der Kniegelenke wird er besonderes Augenmerk auf folgende Punkte richten:

- etwaige Auslöser (z. B.: »Als ich mich auf dem Treppenabsatz schnell umdrehen wollte, spürte ich schon den stechenden Schmerz wie ein Messer in meinem Knie und ich hatte Mühe, mich auf den Beinen zu halten.«),
- alle vorangegangenen Verletzungen,

- das Verhalten der Beschwerden im Tagesverlauf (»Immer wenn ich morgens wach werde, fühlen sich meine Knie sehr steif und unbeweglich an. Dann brauche ich wenigstens 15–20 Minuten Bewegung, bis ich ein einigermaßen normales Bewegungsgefühl in den Beinen habe.«),
- Aktivitäten, die die Beschwerden schlimmer oder besser machen (»Schlimmer werden die Schmerzen, wenn ich nach längerem Sitzen, z. B. im Kino, wieder aufstehe. Die ersten Schritte sind dann eine wahre Qual. Immer wenn ich mein linkes Bein im Sitzen nach innen drehe, tritt dieser stechende Schmerz an der Knieaußenseite auf und es knackt dann auch so komisch.«),
- und eventuell eingenommene Medikamente (»Ich nehme zurzeit Paracetamol Schmerztabletten dreimal täglich – morgens, mittags und abends – ein«).

Diese Informationen geben wichtige Hinweise auf die wahrscheinlich betroffenen Strukturen und helfen dem Physiotherapeuten dabei, die richtigen Untersuchungen und Behandlungstechniken auszuwählen.

Sichtuntersuchung (Inspektion)

Das ist ein allgemeiner Teil der Untersuchung. Er soll zeigen, ob die Körperhaltung oder die Position und Bewegungsfähigkeit einzelner Körperregionen Auffälligkeiten zeigen, die die Beschwerden komplett oder wenigstens teilweise erklären können. Dazu gehören etwa lokal begrenzte Schwellungen um das Kniegelenk herum, eine Gelenkfehlstellung (X-Bein, O-Bein) oder auch Auffälligkeiten im Bereich der Fußgelenke. Auch lokale Schwellungen mit einer roten Färbung des Gewebes können wichtige Hinweise auf eine Verletzung oder eine Entzündung sein. Wichtig ist auch der direkte Seitenvergleich: das rechte Kniegelenk mit dem linken Kniegelenk. Zeigen sich dabei Abweichungen, kann das die Beschwerden vielleicht schon erklären.

Aktive Bewegungsprüfung

Dieser Teil zeigt, inwieweit der Betroffene die Knie bewegen kann. Und die Untersuchung zeigt auch, ob und wie die betroffene Region beweglich ist. Dabei erkennt der Physiotherapeut z. B. Ausweichmechanismen oder Reaktionen, um Schmerz zu vermeiden. Diese Erkenntnisse können dabei helfen, die für den z. B. stechenden Schmerz oder die Bewegungsstörungen verantwortlichen Ursachen zu finden. Beispiel: Eine muskuläre Schwäche des Oberschenkelmuskels beim schnellen Treppenlaufen.
Auch schmerzhafte oder eingeschränkte Bewegungsrichtungen werden sichtbar. Bei schmerzhaften Bewegungen müssen letztlich Behandlungen erfolgen, die die Schmerzen reduzieren und die Beweglichkeit wieder herstellen.

Neurologische Untersuchung

Eine neurologische Untersuchung ist stets dann nötig, wenn Symptome wie Kribbeln, ein pelziges, taubes Gefühl oder auch ausstrahlende Schmerzen vorhanden sind.
Dann können das Nervensystem oder zumindest Teile davon betroffen sein.
Bei Kniebeschwerden sind z. B. typische Symptome:

- Kribbeln, Gefühl wie »Ameisenlaufen« in den Beinen (evtl. bis zu den Füßen und Zehen)
- Taubheitsgefühle in den Beinen (v. a. am Oberschenkel: Innenseite oder Außenseite)

Facharztleitfaden

Die heutige Medizin ist recht spezialisiert. Das ist meist gut für den Betroffenen, aber manchmal steht er auch vor der Frage: Wo fange ich an mit meiner Suche nach dem Grund für meine Kniebeschwerden?

Ihr erster Gang mit Beschwerden im Knie ist meist der zum Arzt des persönlichen Vertrauens – also Ihr Hausarzt. Er kennt Ihre persönliche Krankengeschichte (Vorgeschichte Ihrer Knie und weiterer körperlicher Beschwerden) und kann daraus häufig schon erste Hypothesen oder sogar schon erste Diagnosen erstellen. Was Sie mit diesem Gang v. a. erreichen ist auch, dass der Arzt andere, womöglich ernsthafte Erkrankungen (z. B. Krebserkrankungen oder Stoffwechselstörungen und nicht zuletzt auch ernsthafte Verletzungen in der Knieregion) ausschließen kann.

Bei Beschwerden unklarer Ursache wird Ihr Arzt eine systematische (und auch standardisierte) Abfolge von Untersuchungen einleiten, in der er nacheinander die möglichen Probleme und Ursachen Ihrer Beschwerden abklärt. Beispiel: Haben Sie z. B. nicht nur lokale Schmerzen im Knie, sondern sind diese mit ausstrahlenden Beschwerden in den Unterschenkel oder den Fuß verbunden, sind folgende medizinische Fachbereiche und Untersuchungen sinnvoll:

- Der Hausarzt als erster Ansprechpartner nimmt die erste richtungsweisende Untersuchung vor und leitet weitere Schritte ein.
- Um ernsthafte Verletzungen und Erkrankungen auszuschließen, wird ein Röntgenbild erstellt, bei dem die knöchernen Strukturen erkennbar sind. Darauf wäre auch eine evtl. vorhandene Fraktur (Knochenbruch) an einem der Beinknochen in Kniegelenksnähe zu erkennen.
- Der Neurologe kann die ausstrahlenden Beschwerden (oder das Taubheitsgefühl, die Muskelschwäche), die ein Hinweis auf eine Nervenreizung sind, genauer untersuchen und gegebenenfalls weitere Schritte in der Diagnostik und Therapie der Nervenstrukturen einleiten.
- Ein Orthopäde kann die Kniegelenke mit speziellen Tests auf spezifische Störungen der Funktion hin untersuchen.
- Die Physiotherapie kann Funktionsstörungen der Muskeln, Nerven, der Gelenke oder des Bindegewebes (auch der Faszien) umfassend untersuchen und auch konservativ (d. h. ohne operativen Eingriff) behandeln.

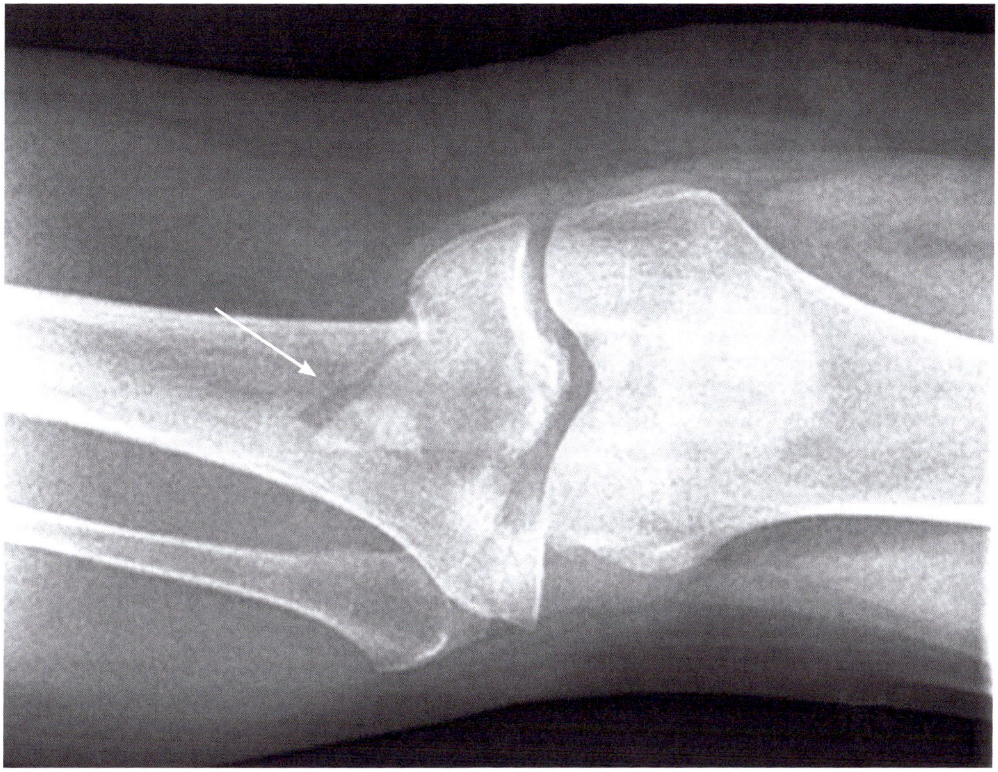

Auf dem Röntgenbild sieht man die knöchernen Strukturen und deren Veränderungen – hier eine Tibiakopffraktur (aus: Niethard F, Pfeil J, Biberthaler P, Duale Reihe Orthopädie und Unfallchirurgie. 8., unveränderte Aufl. Stuttgart: Thieme; 2017).

Facharztleitfaden – welcher Arzt untersucht welche Aspekte Ihrer Beschwerden?

Arzt/ Fachdisziplin	Untersuchungen
Hausarzt	Untersuchung des Bewegungsapparats Check der inneren Organe evtl. Röntgenaufnahme zur Kontrolle der Knochen Gegebenenfalls wird eine Überweisung an einen anderen Facharzt ausgestellt. evtl. Zuweisung zur Physiotherapie
Orthopäde	Untersuchung des Bewegungsapparats Röntgenaufnahme der Knochen Ultraschalldiagnostik spezielle Tests für Gelenke, Muskeln evtl. Zuweisung zur Physiotherapie
Neurologe	Untersuchung des Nervensystems (Nervenleitgeschwindigkeit) Untersuchung des peripheren Nervensystems Untersuchung des Rückenmarks evtl. Zuweisung zur Physiotherapie

- Kraftlosigkeit (Kraftverlust) in der Hüfte, den Knien oder den Füßen

Der Physiotherapeut prüft alle grundlegenden Reflexe, die Empfindlichkeit der Hautoberfläche und die Muskelkraft. Das Nervensystem hat generell die Eigenschaft, schnell und oft nachhaltig auf Fehlbelastungen zu reagieren und Störungen auszulösen.

Passive Bewegungsprüfung

Der Physiotherapeut untersucht Körperregionen und einzelne Gelenke auf eine normale Funktion. Er beobachtet das Verhalten der Gelenke während einer bestimmten Bewegung (in eine bestimmte Bewegungsrichtung). Treten dabei starke Spannungen, Schmerzen oder andere Phänomene (wie plötzliche Muskelgegenspannungen) auf, ist die Mechanik des Gelenks gestört. Er prüft auch das normale Bewegungsausmaß. Bei Kniebeschwerden ist diese Untersuchung v.a. relevant für die Knie-, Hüft- und Fußgelenke.

Muskelfunktionstest

Die Aufgabe der Muskulatur ist im Wesentlichen, sich bei Bedarf willentlich anspannen zu können. Sie muss eine bestimmte Kraft erreichen, die erforderlich ist, um eine bestimmte Aktivität (z.B. von einem Stuhl aufstehen) auszuführen. Und diese Kraft muss so lange aufrechterhalten werden können, bis die Aktivität komplett durchgeführt wurde. Danach sollte sich die Muskulatur auch wieder kontrolliert entspannen können. Ein Muskelfunktionstest prüft genau diese Fähigkeiten.

Messungen (Umfangmessung)

Manuelle Messungen werden im Bereich der Physiotherapie häufig eingesetzt. Im Zusammenhang mit Kniebeschwerden kommt der Umfangmessung eine besondere Bedeutung zu. Die Umfangmessung liefert einen Vergleichswert zwischen rechts und links – also zwischen dem »nichtverletzten« und dem »verletzten« Kniegelenk. Vor allem bei akuten Verletzungen kann über eine Umfangmessung ein Rückschluss auf die Intensität einer vorhandenen Entzündung gezogen werden. Verletzungen führen direkt zu einer Entzündungsreaktion des betroffenen Gewebes, in deren Folge es auch zu einer Schwellung kommt. Das Ausmaß der Schwellung kann über die Umfangmessung im Seitenvergleich bestimmt werden. Auch Rehabilitationsfortschritte oder der Rückgang der Entzündung kann über eine reduzierte Seitendifferenz bei der Umfangmessung nachgewiesen werden.

Differenzialdiagnostik (spezielle Tests)

Sind in der physiotherapeutischen Kniediagnostik die Basisdaten ermittelt, werden sogenannte »spezielle Tests« durchgeführt, die mehr Aufschluss über die tatsächliche Ursache der vorhandenen Symptome bringen sollen. Mit diesen Testverfahren können einzelne Strukturen (Bauteile des Kniegelenks) gezielt belastet werden und so auf Funktionsfähigkeit und Verletzung geprüft werden. Gerade in der Therapie und im Training weiß man gerne, womit man es zu tun hat – sprich: wo die Schwachstelle genau liegt. So kann dann auch ein effektives Training dieser Schwachstelle geplant und durchgeführt werden. Im Kniekomplex sind es vor allem die Kreuzbänder, die Seitenbänder (innen und außen am Kniegelenk), die Menisken (Innen- und Außenmeniskus) und die Kniescheibe, die für eine ganze Reihe an Symptomen und Störungen verantwortlich sein können.

Patellatests (Kniescheibentests)

Die Kniescheibe kann durch eine abnorme Beweglichkeit (Überbeweglichkeit) oder auch durch lokale Schmerzen bei Bewegung auffallen. Sitzen die Beschwerden genau hinter der Kniescheibe, ist eine gezielte Untersuchung anzuraten. Dabei wird die Kniescheibe in alle möglichen normalen (physiologischen) Richtungen bewegt und das normale Bewegungsausmaß getestet. Diese normalen Bewegungen der Kniescheibe sind: nach oben und unten (dies sind die Bewegungen bei Kniestreckung und Kniebeugung) sowie nach innen und außen. Die Kniescheibe kann auch leicht gedreht werden, um Symptome zu suchen. Treten hier die typischen Symptome auf, kann mit gezielten Bewegungsübungen dagegen antrainiert werden.

Meniskustests

Die Menisken puffern Belastungen und sorgen für eine optimale Bewegungsführung zwischen Ober- und Unterschenkel. Die Untersuchung nimmt diese Funktionen auf und prüft die Belastbarkeit der Menisken bei den typischen Verletzungsmechanismen. Oft kommt es bei Drehbewegungen im Unterschenkel mit gleichzeitig gebeugtem Kniegelenk zu einer Meniskusverletzung. Dabei können u. a. kleine randständige Risse mit relativ guter Regenerationstendenz (innerhalb von 2-3 Monaten), größere Defekte mit einer längeren Regenerationszeit (4-8 Monate) oder auch komplette Risse mit einer eher ungünstigen Prognose (und evtl. auch mit einer OP-Indikation) entstehen. Die Diagnostik solcher Meniskusverletzungen ist komplexer, als es den Anschein erweckt. Ein einziger Test ist meist nicht ausreichend für eine sichere Diagnosestellung. Deshalb werden in der Physiotherapie wenigstens 6-8 Meniskustests durchgeführt. So kann das Ergebnis abgesichert werden und die Therapie steht damit auch auf deutlich besseren Beinen. Zeigt sich dann bei allen durchgeführten Tests noch dasselbe Ergebnis, kann eine sichere und nachprüfbare Diagnose gestellt werden.

Stabilitätstests

Da das Kniegelenk ein Kompromissgelenk zwischen Stabilität und Mobilität darstellt, ist die Stabilität von entscheidender Bedeutung für einen beschwerdefreien Alltag und Sport. Die Stabilität wird im Kniegelenk wesentlich von Bändern und Muskeln hergestellt. Die Kreuzbänder (vorderes und hinteres Kreuzband) und die Seitenbänder (Innen- und Außenband) sind die Hauptziele dieser Tests. Geprüft werden dabei die Stabilität und die Belastbarkeit dieser Bänder bei bestimmten Bewegungen. Auch hierbei kommen wiederum mehrere Tests zum Einsatz, um die Diagnose sicher zu gestalten.

Die Therapiemöglichkeiten sind vielfältig

Welche Behandlung für Sie die Richtige ist, hängt immer vom Befund ab. Lesen Sie, welche bewährten Therapien es gibt, um Beschwerden am Knie zu behandeln.

Für die Therapie von Beschwerden am Knie gilt grundsätzlich: Nehmen Sie die Dinge selbst in die Hand: Es ist Ihr Körper, es sind Ihre Beschwerden und v. a. ist es Ihr Training für Ihre Knie.

Das Knie mit den zugehörigen Gelenken, Muskeln und Nerven ist in jedem Fall ein wichtiger Teil des Bewegungsapparates. Schmerzen, Störungen der Bewegung oder auch ausstrahlende Beschwerden können Sie durch gezielte Bewegungen wieder in den Griff bekommen und langfristig auch kontrollieren. Wenn Sie ein Training beginnen, hat das weitere Vorteile: Denn damit verbessern Sie insgesamt Ihren körperlichen Zustand und schaffen einen Ausgleich zu Belastungen. Wichtig wird es dabei auch sein, v. a. einen Ausgleich zwischen immer wiederkehrenden einseitigen Belastungen, z. B. kniender Gartenarbeit oder Putzen auf dem Boden, und der dazu erforderlichen Erholung und Entlastung zu schaffen. Belastung und Erholung müssen ausgeglichen sein, um einen Abbau zu verhindern.

Gehen Sie einfach davon aus, dass die Summe Ihrer früheren Verhaltensweisen, Ihre Gewohnheiten bei Bewegung und die daraus resultierenden körperlichen Belastungen dazu geführt haben, dass Sie einen gewissen Raubbau am Körper betrieben haben. Und dieser hat maßgeblich zu Ihrer aktuellen Beschwerdesituation beigetragen. Wenn wir nun das Rad der Zeit in der Therapie wieder auf den Ausgangswert (die Situation von »früher«) zurückdrehen, ist es meist nur eine Frage der Zeit, bis sich dieselben oder zumindest ähnliche Beschwerden wieder bemerkbar machen und eine neue Phase mit Symptomen beginnt.

Prinzipiell gehören die Kniegelenke zu den am meisten benutzten Gelenken des menschlichen Körpers und sie müssen eine ganze Menge an Bewegungen und Belastungen im Alltag ertragen. Wer damit unsachgemäß umgeht (oder umgegangen ist), fördert einen beschleunigten Abbau und ebnet damit Funktionsstörungen den Weg. Nicht selten ergeben sich chronische Störungen.

Verbessern Sie die Ausgangssituation

Also müssen wir das Ziel der Therapie und des Trainings eindeutig anders definieren. Das Ziel: Sie möchten mit Therapie und Training für Ihren Körper einen besseren Zustand herstellen, als das ursprünglich der Fall war. Wir möchten die Ausgangssituation verbessern und optimieren.

Dazu ist, neben den Behandlungen, auch das Verständnis für normale Funktionen unseres Körpers und der einzelnen Bauteile (Muskeln, Nerven und Gelenke) von entscheidender Bedeutung. Nur wenn Sie die Funktionen der Bestandteile Ihres Knies kennen und verstehen, können Sie in Zukunft damit sinnvoll und richtig umgehen.

Wichtige Teilziele dabei sind u. a.:

- mehr Körpergefühl entwickeln und Körperhaltungen erkennen und beeinflussen können,
- den Körper und Gelenke bewegen,
- auf die Signale des Körpers hören (bzw. sie erst einmal erkennen und interpretieren können),
- richtige Belastungen kennenlernen, Belastungen optimal wählen und mit der Kraft haushalten,
- den Körper trainieren (Kraft, Ausdauer und Beweglichkeit) und sich damit für die üblichen Belastungen des Alltags vorbereiten,
- erkennen, wann die individuellen Grenzen der Belastbarkeit erreicht sind und diese möglichst selten überschreiten.

Sie haben demnach einen entscheidenden Einfluss auf Ihr Wohlbefinden – Übungen oder Entspannung helfen Ihnen dabei, von Störungen am Knie wieder zu genesen. Aber was tun, wenn Sie die Situation nicht selbst in den Griff bekommen?

Dann benötigen Sie Hilfe von außen.

Geeignete Therapien für Ihre Knie

Nachdem Sie eine Diagnose haben, können Sie mit der eigentlichen Behandlung beginnen. An Ihren aktuell stärksten Beschwerden wird sich die Therapie ausrichten. Stehen Schmerzen im Vordergrund, vielleicht zusammen mit einer Entzündung, ist eine medikamentöse Therapie sinnvoll. Sie reduziert den Schmerz und kann die Entzündung besser kontrollieren. Bei Beschwerden, die zudem noch auf eine bestimmte Körperhaltung zurückzuführen sind, können auch zusätzliche Hilfsmittel, z. B. ein Fußschemel oder Schuheinlagen oder -erhöhungen, helfen. Haben angrenzende Regionen, z. B. Füße oder Hüften, einen Einfluss auf das Geschehen, muss auch daran gearbeitet werden.

Schmerztherapie (Tablettenmedikation)

Im Knie gehen viele Störungen der Funktion mit Schmerzen einher. Deshalb beinhaltet die ärztliche Therapie meist auch eine Medikation (Medikamentengabe), um die Schmerzen zu reduzieren (z. B. Tabletten, Injektionen). Der Arzt wird Stärke und Dauer der Therapie auf die aktuelle Situation des Betroffenen ausrichten.

Ist das Knie entzündet und bestehen deshalb z. B. permanente Schmerzen, ist eine Medikation mit Entzündungshemmern (sog. NSAR = nicht steroidalen Antirheumatika, später Opiaten oder Morphium) standardisiert. Vor allem, wenn sich ein entzündlicher Prozess länger als normal hält (als normal gelten 7–10 Tage), sollten angepasste entzündungshemmende Maßnahmen eingesetzt werden.

Lokale Injektionen zur Schmerztherapie:
Bei starken Schmerzen, die auch auf Tabletten nicht gut ansprechen, kann der Arzt eine Injektion geben, um den Schmerzkreis zu durchbrechen und die Entzündung zu kappen. Meist kommen Präparate auf Kortisonbasis zum Einsatz, die dann lokal an der entzündeten Stelle wirken.

Zusatzleistungen

Anzumerken ist dazu jedoch, dass es sich dabei um sog. »Igelleistungen« handelt, die häufig der Betroffene selbst bezahlen muss. Die meisten Krankenkassen übernehmen die Kosten dafür nicht.
Im Einzelfall lohnt sich jedoch eine Anfrage bei der Krankenkasse (in jedem Fall vor Behandlungsbeginn!). Manchmal übernehmen sie auf Kulanzbasis die Kosten anteilig.

Versorgung mit Hilfsmitteln

Ergänzend zu den Schmerzbehandlungen kann es sinnvoll sein, weitere Maßnahmen einzuleiten. Dazu gehören z. B. eine Korrektur der Fuß- und Beinachsen (um die Belastungen zu verbessern). Dafür eignen sich Schuheinlagen oder ähnliche Hilfsmittel. Sie können statische Auswirkungen der Körperhaltung und damit Belastungen auf die Kniegelenke reduzieren. Hilfreich kann auch sein, die schmerzhaften Kniegelenke durch spezielle Tapes, eine Bandage oder Schienen zu stützen.

Hilfsmittel können sein:
- Schuheinlagen
- Schuherhöhungen
- Lagerungshilfen (etwa Kissen, Keile, Würfel)
- Bandagen für Sprunggelenke oder Kniegelenke
- Schienen für die Kniegelenke (Orthesen)
- Tapes (Elastic Tape, Medical Tape, Kinesio-Tape)

Zusatzleistungen

Je nach Beschwerden und Ergebnissen aus der Diagnostik, kommen noch andere medizinische Leistungen in Frage, wie
- Stoßwellentherapie,
- Elektrobehandlungen,
- Magnetfeldtherapie,
- Traktionsbehandlungen und
- Ultraschall.

Sie sollen den Stoffwechsel positiv beeinflussen, die körpereigenen Heilkräfte und die Regeneration beschleunigen.

Physiotherapie bei Knieproblemen

Störungen und Beschwerden in der Knieregion beeinträchtigen uns immens. Daher ist ein Training häufig dringend nötig und zudem auch noch sehr erfolgversprechend. Es geht dabei zunächst darum, die körperliche Leistungsfähigkeit des Betroffenen im Bereich von Kraft, Ausdauer und Beweglichkeit in der Knieregion zu verbessern. Nur so können Sie für die Zukunft eine beschwerdefreiere Situation schaffen – und auf längere Zeit auch halten.

Die Physiotherapie (früher Krankengymnastik) kann verschiedene Techniken und Therapiekonzepte sehr gut bei Beschwerden am Knie einsetzen. Gerade bei Schmerzen kann eine physiotherapeutische Behandlung die Symptome meist verbessern. Und das geht so: Durch ausgewählte Reize auf Muskeln, Gelenke und Nerven muss sich der Körper an eine neue Situation anpassen. Das führt dazu, dass sich bestehende Schmerzen reduzieren können und die normale Beweglichkeit wieder hergestellt wird.

Manuelle Therapie

Diese Therapieform ist besonders bei Muskel-, Nerven- und Gelenkbeschwerden zu empfehlen, da sie effektive Reize auf das betroffene Gewebe (Muskeln, Nerven oder Gelenke) bringt. Da bei Kniebeschwerden die Ursachen meist im Bereich der Muskeln, Nerven und Gelenke liegen, ist die Manuelle Therapie eine sehr gut Behandlungsmöglichkeit. Für diese Technik benötigen Physiotherapeuten eine spezielle Fortbildung nach Abschluss der Berufsausbildung, um sie gegenüber den Kostenträgern abrechnen zu dürfen.

Trainingstherapie

Trainingstherapie heißt: medizinisch kontrolliertes Kraft-, Ausdauer- und Koordinationstraining (auch an Geräten). Jeder Betroffene erhält einen auf ihn ausgerichteten Trainingsplan. Auch zur Vorbeugung (Prävention) vor erneuten Beschwerden ist eine Trainingstherapie sinnvoll. Die Trainingstherapie nutzt die Anpassungsfähigkeit des Körpers an medizinisch angewandte Reize aus, um etwa Muskelkraft, Gelenkbeweglichkeit oder Nervenfunktion zu verbessern.

Die Trainingsreize werden von leicht nach schwer (anstrengend) aufgebaut. Leichte Übungen sind etwa solche, wie wir sie aus dem Ausdauertraining kennen. Die Steigerung geht dann über ein lokales Muskelkrafttraining zu einem anspruchsvollen Koordinationstraining, bis hin zu Belastungen, die bestimmte Sportarten nun einmal haben. Auch für diese Therapie ist eine spezielle Fortbildung nötig.

PNF – propriozeptive neuromuskuläre Fazilitation

Dieses Therapiekonzept eignet sich, um Nervenstörungen oder neurologische Krankheitsbilder, z. B. Schlaganfall oder Multiple Sklerose, zu regenerieren. Nervensystem und Muskelsystem sind eng miteinander verknüpft, und um dort Störungen zu beseitigen, eignet sich diese spezielle Therapietechnik.

Gleichzeitig lassen sich mit PNF sehr gut Störungen des Bewegungsapparates behandeln. Sog. funktionelle Bewegungsmuster (Bewegungsdiagonalen) können muskuläre und nervenbedingte Störungen verbessern oder beseitigen. Komplettbewegungen bieten zudem auch sportliche Vorteile.

FBL – funktionelle Bewegungslehre

Bei diesem Konzept liegt ein Schwerpunkt auf der Analyse von funktionellen Aktivitäten und Bewegungen und den Störungen. Eine genaue Diagnostik deckt die Zusammenhänge von Funktionsstörungen auf und bestimmte Übungen und Techniken verbessern gestörte Bewegungen. Dieses Therapiekonzept bietet v.a. einen Pool für funktionelle Übungen zur Rehabilitation von bereits bestehenden Kniebeschwerden und für den Bereich der Vorbeugung. Der Therapeut arbeitet mit vielen funktionellen Übungen, wie sie auch in diesem Buch dargestellt sind. Immer mit dem Ziel im Hinterkopf, den Bewegungsapparat zu optimieren.

Trigger-Therapie

Das Konzept behandelt sog. Triggerpunkte. Das sind spezielle Spannungspunkte in der Muskulatur, die durch besondere Schmerzempfindlichkeit und eine starke Unbeweglichkeit des Muskelgewebes auffallen. Triggerpunkte entstehen durch Überlastungen an der Muskulatur, wie sie bei ungewohnten Arbeiten (z.B. Hecken schneiden, Bäume stutzen) auftreten können oder auch bei übermäßig verspannten Muskeln durch ungünstige Körperhaltungen. Diese Triggerpunkte können u.a. lokale Schmerzen oder auch ausstrahlende Schmerzen in andere Körperabschnitte auslösen. Die Technik kann diese Triggerpunkte auflösen, die Spannungsfelder (die hohe Spannungsneigung der Muskeln) beseitigen und die normale Funktion der Muskulatur wiederherstellen.

Faszien-Therapie

Faszien sind Hüllstrukturen – und sie sind weit mehr als Verpackungsmaterial. Sie umhüllen die Muskeln unseres Bewegungsapparats und verbinden sich im gesamten Körper zu Faszienketten. In diesen Verbindungen liegt ein ungeheures Beweglichkeitspotenzial für unseren Körper. Bei Fehlfunktionen oder Verletzungen innerhalb der Faszien reduzieren sich auch die Bewegungsfähigkeiten der betroffenen Strukturen. Diese Ketten wirken sich bei bestehenden Störungen auch auf das Bewegungsverhalten von Gelenken und Muskeln aus. Über Behandlungen können diese Faszien wieder ein normales Bewegungsmuster erhalten.

Übungsbehandlung

Eine physiotherapeutische Übungsbehandlung sollte stets Bestandteil der gesamten Behandlung bei Kniebeschwerden sein. Nur durch einen auf Ihre Bedürfnisse abgestimmten Eigenübungsanteil können Sie die Effektivität der Behandlung steigern und die Beschwerden nachhaltig beseitigen. Der Therapeut stellt die passenden Übungen anhand der Untersuchungsergebnisse, je nach Diagnose und Therapieziel, zusammen und leitet Sie an. Diese Übungen sind neben der Behandlung durch einen Therapeuten ein wichtiger Bestandteil der Therapie mit medizinischer Zielsetzung. Jede Therapie braucht Ihre Mithilfe!

Operationen und OP-Folgen

Prinzipiell gilt: Eine Operation ist eine »nichtreversible« Therapiemethode. Wenn sie einmal erfolgt ist, leben Sie mit den Folgen. Deshalb sollten Sie darauf achten, dass Sie vor der Operation stets konservative (nichtoperative), andere Therapiemethoden angestrebt und ausprobiert haben. Erst wenn diese Mittel komplett ausgeschöpft sind und der Leidensdruck trotzdem stetig ansteigt, ist ein operativer Eingriff zu erwägen und auch therapeutisch zu empfehlen.

Denn: Keine Therapiemethode hat eine 100-prozentige Erfolgsquote. Nach einer Knie-OP hat der Betroffene keine Sicherheit – und schon gar keine Garantie – auf Symptom- und Beschwerdefreiheit. Auch nach dem Eingriff besteht durchaus noch die Möglichkeit, dass sich dieselben oder ähnliche Beschwerden erneut zeigen.

Wann sind Operationen am Kniegelenk nötig?

Die häufig vorkommenden Meniskusrisse oder Bandverletzungen sind eine sog. relative Indikation für ein operatives Vorgehen. Relativ bedeutet: Es gibt einen Grund, eine Behandlung durchzuführen, es ist aber nicht zwingend notwendig. Womöglich sind noch therapeutische Alternativen verfügbar, die ein ähnliches Behandlungsergebnis bringen können. Auch Rekonstruktionen der Kreuzbänder fallen unter diese Rubrik. Eine Operation ist also oft eine von mehreren Möglichkeiten, Beschwerden am Knie medizinisch und/oder therapeutisch zu begegnen. Auch hier lautet die zentrale Frage: Wie weit sind Sie eingeschränkt? Können Sie noch laufen, heben, arbeiten? Aktiv Ihre Freizeit gestalten?

Im orthopädisch-chirurgischen Bereich der Medizin sind Notfälle, die zwingend operativ versorgt werden müssen, relativ selten. Ein Notfall mit klarer OP-Indikation wäre z. B. ein Knochenbruch am Bein, der sehr stark getrümmert ist – also der Knochen nur noch aus vielen kleinen Bruchstücken besteht. Oder auch verletzte Kniebänder, aber nur dann, wenn das Knie durch die Verletzung sehr instabil ist. Natürlich sind auch Knochentumoren (bei einem Krebsleiden) für Kniebeschwerden stets als Indikation für einen Eingriff anzusehen. Alles andere ist eine Frage der individuellen Bewertung: Wie sehr schränken mich die Beschwerden in meiner Lebensqualität ein?

Sollten Sie vor der Frage stehen: Operation ja oder nein, dann sollten Sie sich in jedem Fall eine Zweit- oder sogar eine Drittmeinung einholen. Am sinnvollsten von einem unbeteiligten – und damit neutralen – Arzt, der im besten Fall nicht selbst operativ tätig ist.

Operationsrisiken

Wenn Sie über eine Operation nachdenken, sollten Sie immer im Kopf haben: Unabhängig von der Art des Eingriffs, gibt es bestimmte Risiken, die bei jeder Operation auftreten können. Darüber sollten Sie vorher aufgeklärt werden, damit Sie Ihr persönliches Risiko abwägen und mit dem zu erwartenden Erfolg abgleichen können. Kein Eingriff garantiert anschließende Beschwerdefreiheit, im schlimmsten Fall kann es vorkommen, dass Sie anschließend mehr Beschwerden haben als vorher. Bedenken Sie darüber hinaus weitere Aspekte.

Komplikationen bei der Narkose. Unverträglichkeiten gegenüber dem eingesetzten Narkosemittel können, wenn auch selten, auftreten.

Durchblutungsstörung der inneren Organe. Bei operativen Eingriffen können Blutungen auftreten, die einen nicht ungefährlichen Blutverlust für den Organismus darstellen. Das kann dazu führen, dass die inneren Organe minderdurchblutet sind und sie darü-

WHO-Medikationsschema

Schmerz behandeln – das ist ein ganz zentrales Thema der Medizin. Und das weltweit. Die Weltgesundheitsorganisation hat ein Stufenschema entwickelt für die Gabe von Analgetika. So lauten die Empfehlungen.

Wenn Sie schmerzstillende und entzündungshemmende Medikamente (häufig in Tablettenform) einnehmen, kann das eine vorhandene Entzündung effektiv eindämmen. Was heißt: Das Gewebe kann schneller in den Heilungsprozess gebracht werden und die akuten Schmerzen werden besser.

Um diese Ziele (Entzündung hemmen und Schmerz reduzieren) zu erreichen, gibt es ein standardisiertes Vorgehen dafür, in welcher Reihenfolge Sie die Schmerzmedikamente erhalten. Es sieht die Einnahme, je nach Schweregrad der Schmerzen und der Störungen, in unterschiedlichen Stufen vor. Diese Stufen basieren auf den Vorgaben der Weltgesundheitsorganisation (WHO) und orientieren sich an den Symptomen der Betroffenen und der vorherrschenden Schmerzstärke.

Die schmerzstillenden Medikamente teilen sich, nach ihrem Wirkmechanismus, in verschiedene Gruppen. Dabei kommt es darauf an, auf welche Art die Wahrnehmung der Schmerzreize unterbrochen wird.

Abhängig von der Stärke der Schmerzen und auf der Grundlage der Diagnose (etwa dem Ausmaß des verletzten Gewebes) werden diese Medikationsstufen eingesetzt. Bei leichten Schmerzen eignen sich Präparate aus der NSAR-Gruppe sehr gut, sie können bei geringer oder komplett ausbleibender Wirkung bis zur Stufe 3 gesteigert werden.

Starke Schmerzen, die ursächlich u. a. vom zentralen Nervensystem (Rückenmark und Gehirn) herrühren, verlangen oft nach stärkeren Präparaten mit einer Wirkung im zentralen Nervensystem: den Opiaten und damit WHO-Medikationsstufe 3.

Haben Sie Schmerzmittel zur Entzündungshemmung empfohlen bekommen, sollten Sie diese auch bis zum Ende der Entzündung weiternehmen – meist für etwa 7–12 Tage. Brechen Sie die Medikation vorher ab, kann es zu Rückfällen kommen und die Entzündung flammt wieder auf. Halten Sie sich an die Vorgaben Ihres Arztes und sprechen Sie sich mit ihm ab.

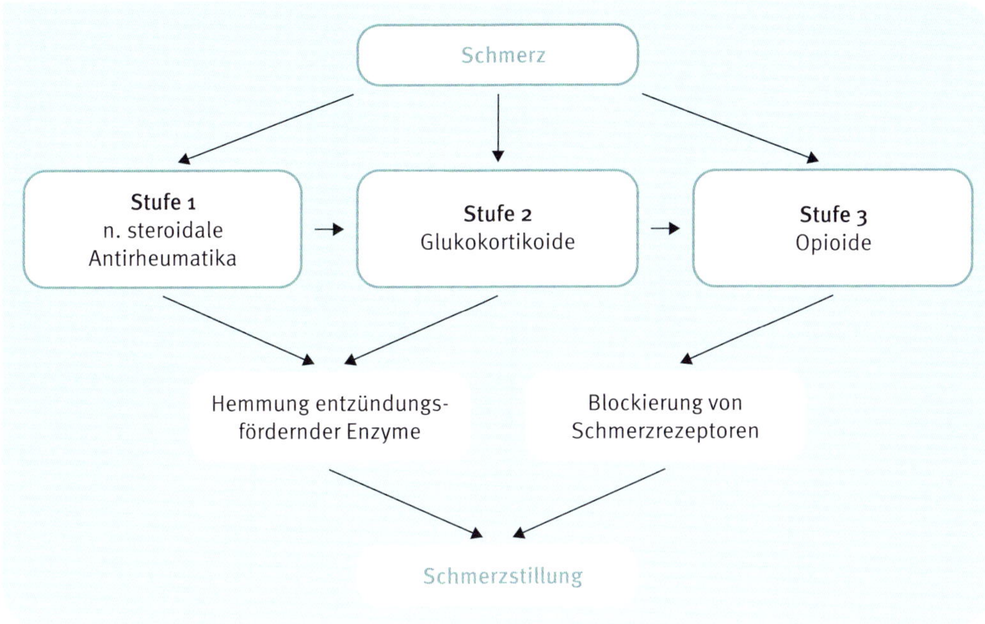

WHO-Stufenschema der medikamentösen Therapie von Schmerzen.

Medikationsstufe	Präparat	Effekte
WHO Stufe 1: NSAR = nicht steroidale Antirheumatika	z. B. Ibuprofen, Paracetamol, Aspirin, Voltaren	Diese Medikamente unterbrechen die Ausschüttung von sog. Entzündungsmediatoren (Stoffen, die eine Entzündung in unserem Körper aufrechterhalten) und stoppen somit die Entzündung und den Schmerz. Sie hemmen die Ausschüttung von sog. Zyklooxygenasen, um die Entzündung zum Erliegen zu bringen. Da Zyklooxygenasen auch eine Schutzfunktion in den inneren Organen – v. a. im Magen – erfüllen, kann bei längerer Einnahme ein zusätzliches Medikament zum Schutz des Magens erforderlich werden. Wenn sich bei der Einnahme dieser Medikamente der Magen meldet, dann ist es allerdings nicht das Medikament selbst, das den Magen »angreift«, sondern dessen Wirkungsmechanismus – die Hemmung der sog. Zyklooxygenase schwächt den Magen und macht ihn reizbar.
WHO Stufe 2: Glukokortikoide = Schmerzmittel und Entzündungshemmer auf Steroidbasis	der bekannteste Vertreter dieser Medikamentengruppe: Kortison	Diese Präparate greifen ebenfalls hemmend in den Schmerzkreis ein und unterbinden die Entzündung durch eine Hemmung der Ausschüttung von Entzündungsstoffen im Körper. Hier wird der »Arachidonsäurezyklus« unterbrochen.
WHO Stufe 3: Opioide	schwache Opioide: Tramadol, Tilidin oder Codein starke Opioide: Oxycodon, Fentanyl	Hier kommt es zu einer Schmerzlinderung durch die Blockierung der Schmerzrezeptoren und Schmerzbahnen durch Mechanismen des zentralen Nervensystems (Rückenmark und Gehirn).

ber geschädigt werden. Gerade bei Eingriffen am Bein legen die Ärzte oft eine Blutsperre an. Über einen Gurt am Oberschenkel unterbinden sie darüber die Durchblutung des Beins – damit es unter der Operation nicht so stark blutet. Aber auch das kann die inneren Organe negativ beeinflussen.

Stoffwechselstörungen. Die Kombination von Narkosemitteln, möglichen Blutungen und Wechselwirkungen mit anderen Medikamenten kann den Stoffwechsel des Körpers (z. B. den Energiehaushalt, die Nährstoffversorgung) nachteilig verändern.

Kreislaufprobleme/Schock. Ein rapider Abfall des Blutdruckes während einer Operation kann ein erhebliches Risiko für die Gesundheit sein. Das kann z. B. ein großer Blutverlust verursachen, aber auch eine Medikamentenunverträglichkeit.

Beinvenenthrombose. In den Blutbahnen des Körpers können sich Gerinnsel bilden, die sich auch lösen können und dann weiter über den Blutweg transportiert werden. Verklumpen diese Gerinnsel miteinander und spülen sie in ein Blutgefäß ein, kann es verstopfen: eine Thrombose entsteht.

Lungenembolie. Diese Gerinnsel (sog. Thromben) können bis in die Lunge schwimmen und ein Blutgefäß in der Lunge verstopfen. Eine Lungenembolie ist entstanden. Das ist ein lebensbedrohlicher Zustand.

Blutungen/Nachblutungen. Eine Operation ist eine gezielt gesetzte Verletzung, allerdings mit dem Ziel, zu helfen. Dabei wird zwangsläufig Gewebe verletzt, was zu Blutungen führt. Bei jeder Operation besteht die Gefahr, dass der Operateur ungewollt Strukturen verletzt und es an diesen Stellen zu ungewollten Einblutungen kommt. Auch besteht nach Operationen immer die Gefahr einer Blutung im versorgten Gebiet.

Hämatom (Bluterguss). Blutungen verteilen sich im Gebiet des Eingriffs, daraus kann ein Bluterguss entstehen (Hämatom). Das kann den Betroffenen schmerzempfindlicher machen und die Beweglichkeit einschränken.

Infektionen. Wunden können sich entzünden. Zudem: In Kliniken herrscht immer eine größere Gefahr der Infektion, da dort viele Keime vorkommen. Besonders infektionsgefährdet sind offene Wunden, wie sie bei einer Operation natürlich zwangsläufig entstehen.

Verletzung von Organen. Ungewollte Verletzungen von inneren Organen sind immer eine mögliche Komplikation bei Operationen. Ebenso wie die Verletzung von Muskeln, Sehnen, Blutgefäßen oder Nerven.

Wundheilungsstörungen. Nach jeder Verletzung beginnt der Körper mit der Wundheilung und bildet nach einer sog. physiologischen Entzündung neues Gewebe. Mehr dazu lesen Sie im Kapitel »Gewebe verletzt – was passiert?« (Seite 56). Das neue Gewebe muss der Körper in komplizierten Prozessen umbauen, bis es die gewünschte Funktion übernehmen kann und stabil genug für Belastungen ist. Entstehen bei der Heilung Störungen, können sie die Rehabilitation zumindest verzögern. Im schlimmsten Fall kann eine erneute Operation erforderlich werden.

Narbenbildung. Nach Wundheilungsstörungen treten oft überschießende Narbenbildungen auf, die zu Schmerzen und eingeschränkter Bewegung führen können.

Arthrose. Ein häufiger Einstieg in eine Operationskarriere. So weit muss es aber nicht kommen. Das Stufenschema des therapeutischen/medizinischen Vorgehens bei Kniearthrose sieht Folgendes vor: Arthrotische Veränderungen der Kniegelenke führen nicht selten zu starken Schmerzen und Funktionsstörungen. Der erste Weg sollte immer eine Bewegungstherapie sein. Diese ist wirklich minimal invasiv und Sie haben die Möglichkeit, Ihr Kniegelenk zu erhalten. Wenn hier die gängigen Therapien nicht greifen und Ihre Lebensqualität stärker beeinträchtigt wird, sollten Sie sich über die weiteren Möglichkeiten informieren.

Behandlungsmöglichkeiten bei Arthrose

Therapie	Chancen	Zeitlicher Ablauf
1. Bewegungstherapie, Krafttraining, Sport	Aktivieren Sie die Selbstheilungskräfte und stärken Sie Ihre Knie. Dies schützt vor weiterer Degeneration und stabilisiert.	Je nach Zustand der Kniegelenke müssen Sie für eine effektive Therapie zwischen 2 und 6 Monate rechnen. Dies bedeutet nicht Therapie am Stück, sondern beinhaltet vor allem auch Eigentraining.
2. Schmerzmittel	Siehe Exkurs: WHO-Medikationsschema (Seite 138)	
3. Injektionstherapie/ Hyaluronsäure	Hyaluronsäure wird in das Gelenk eingespritzt und funktioniert wie ein »Schmiermittel«. Dadurch reduziert sich die Reibung bei Bewegung und der Knorpel kann geschützt werden.	Meist werden 3–6 Injektionen benötigt, die eine Wirkdauer von 1–4 Jahren haben können. Achtung: Eine Behandlung mit Hyaluronsäure ist meist eine Privatleistung, d. h., die gesetzlichen Kassen erstatten diese Behandlung in der Regel nicht oder nur teilweise. Informieren Sie sich vor Therapiebeginn.
4. Arthroskopie/ Knorpelshaving	In einem »kleinen« operativen Eingriff (meist ambulant) wird der Gelenkknorpel geglättet. Danach bietet dieser weniger Reibung bei Bewegung.	Hilft so lange, bis die Belastungen des Alltags/des Sports wieder zu groß werden.
5. Knorpeltransplantation	Mittlerweile ist es möglich, eigenen Gelenkknorpel zu »züchten« und in das Knie zu transplantieren. Problematisch sind die Verpflanzung und die Wundheilung.	Meist hat man mit diesem Vorgehen 2–5 Jahre Zeit gewonnen, bevor sich die Beschwerden wieder zeigen.
6. Gelenkersatz (TEP = Totalendoprothese)	Haben alle Therapieschritte versagt, bleibt noch die letzte und endgültige Lösung: Das alte Kniegelenk wird entfernt und durch ein Implantat ersetzt.	Haltbarkeit ca. 15–20 Jahre.

Zu bedenken gilt immer: Kein operatives Vorgehen bietet eine Garantie auf Erfolg und nachfolgende Beschwerdefreiheit. Bleiben die bisherigen Belastungen und Lebensgewohnheiten bestehen, ist immer ein Rückfall zu erwarten. Wenn Sie aber aktiv werden und Verantwortung für Ihre Gesundheit übernehmen, durch regelmäßige kontrollierte Bewegung, haben Sie die besten Voraussetzungen.

So unterstützen Sie Ihre Therapie

Sie haben sich entschlossen, Ihre Kniebeschwerden aktiv anzugehen. Herzlichen Glückwunsch und viel Erfolg! Wir haben noch einige Durchhalte-Tipps für Sie.

Wenn Ihr Knie Sie ärgert, können Sie sich über einen Punkt sicher sein: Es wird Ihnen nie an gut gemeinten Ratschlägen oder hilfreichen Tipps fehlen. Die kommen häufig aus dem reichen Erfahrungsschatz ebenfalls oder ehemals Betroffener. Das Gemeine an diesen Tipps ist leider, dass sie nicht bei jedem Menschen immer gleich funktionieren. Deshalb ist es nun an Ihnen: Sie müssen aus den vielen Hilfsmöglichkeiten für sich diejenigen herausfinden, die Ihnen guttun.

Lassen Sie sich dabei nicht irritieren oder gar aus der Ruhe bringen! Bleiben Sie hartnäckig dabei, Ihre persönlichen Gegenmaßnahmen zu erproben. Erfahrungsgemäß gibt es für jedes Knieproblem mindestens eine passende Hilfe zur Entlastung!

Eine sehr gute Möglichkeit, Ihre Beschwerden zu beüben und zu verbessern, halten Sie bereits mit diesem Buch in den Händen. Der erste Schritt auf dem Weg zur Besserung ist, Ihr Hauptproblem zu erkennen. Dabei hilft Ihnen der Selbsttest. Der zweite Schritt packt Sie dann bei Ihrer Eigenverantwortlichkeit und Ihrem Willen zur Aktivität: Dafür sind die Übungen bestens geeignet.

Tipp 1: Machen Sie den Eigentest und üben Sie!

Nutzen Sie unseren Test, um die effektivsten Übungen für Ihre Problematik zu finden. Arbeiten Sie die Übungsvorschläge durch und nutzen Sie vorrangig die Übungen, bei denen Sie das Gefühl haben: »Die bringen mir tatsächlich etwas.« Also Übungen, auf die Ihr Körper gut reagiert und bei denen Sie ein positives Gefühl haben. Versuchen Sie, Ihr Übungsprogramm durch ergänzende Übungen zu erweitern und damit die Effektivität zu optimieren – etwa aus den Bereichen Kraftaufbau, Ausdauertraining oder Koordination. Bei anhaltenden Beschwerden (oder wenn Sie das Gefühl haben, der Schmerz wird schlimmer) konsultieren Sie in jedem Fall einen Arzt oder Therapeuten und holen sich dort fachlichen Rat.

Wichtig ist, dass Ihre Symptome (Schmerz, Unbeweglichkeit, Steifigkeit) durch die Übungen tendenziell her besser werden. Rechnen Sie nicht damit, dass Ihre Beschwerden nach den ersten Übungseinheiten komplett beseitigt sind. Aber Sie sollten die Tendenz in Richtung Besserung erkennen. Bedenken Sie: Sie bohren dicke Bretter! In keinem Fall sollten Sie mit den Übungen in den Schmerz oder in eine Verschlechterung Ihrer Symptome hineinarbeiten. Besprechen Sie die Übungen im Zweifelsfall mit Ihrem Arzt oder Physiotherapeuten und stimmen Sie gemeinsam den Behandlungs- und Übungsplan auf ihre Beschwerden und Störungen hin ab.

Tipp 2: Testen Sie Neues!

Das Ziel Ihres Trainings ist ja, dass sich Ihre Beschwerden durch die Übungen – zumindest in gewissem Maße – verbessern. Was Sie aber auf jeden Fall im Verlauf des Trainings (über zwei, drei Wochen hinweg) erkennen und bemerken sollten, ist eine Tendenz in Richtung Besserung.

Kommen Sie darüber ins Zweifeln und haben Sie den Eindruck, es könnte noch etwas besser gehen, probieren Sie ruhig einmal neue und andere Übungen aus. Vielleicht entfalten die bei Ihren Beschwerden einen besseren Effekt.

Was auf keinen Fall passieren sollte ist, dass sich Ihre Beschwerden verschlimmern oder z. B. unter einer Übung überhaupt erst entstehen. Ein sicheres Zeichen dafür, dass Sie momentan mit den falschen Übungen arbeiten, ist, dass die Symptome stärker werden. Bemerken Sie solche negativen Veränderungen, sollten Sie in jedem Fall über neue Übungen nachdenken – und sich wieder mit Ihrem Arzt oder mit Ihrem Physiotherapeuten über den Behandlungs- und Übungsplan abstimmen.

Tipp 3: Im Alltag – ändern Sie Ihr Verhalten!

Die Zuwendung zum eigenen Körper ist die hohe Kunst, sensibel in sich hineinhören oder -fühlen zu können. Damit sind Sie in der Lage zu erkennen, ob etwas, und v. a. auch was, nicht stimmt. Finden Sie heraus, auf welche alltäglichen Belastungen und Bewegungen Sie mit mehr Beschwerden reagieren – und dann lassen Sie diese Bewegungen bleiben. Oder versuchen Sie zumindest, die schädigenden und quälenden Belastungen so zu verändern, dass sie Ihnen nicht mehr allzu viel ausmachen. Trainieren Sie dazu einfach Ihre Schwachstelle – kräftigen und mobilisieren Sie sie. Finden Sie heraus, was Ihnen nicht guttut, und dann ändern Sie es: Korrigieren Sie Ihre Sitzhaltung, gehen Sie durchaus auch einmal in die kniende Position – verschiedene Hilfsmittel können dabei helfen.

Beispiel: Wenn Sie den ganzen Tag vor dem Schreibtisch verbringen und sich Ihre Knie abends steif und ungelenkig anfühlen, Sie auf Ihrem Nacken Eier aufschlagen könnten und sich ganz steif und wie einbetoniert fühlen, wird es höchste Zeit dafür, dass Sie Ihre Arbeitshaltung optimieren.

Wenn Sie nach der Gartenarbeit wieder eine Woche Zeit benötigen, bis Sie wieder einigermaßen schmerzfrei und ohne Hinken gerade gehen können, sollten Sie sich ernsthafte Gedanken über eine andere Zeiteinteilung bei Ihren botanischen Arbeiten machen. Oft sind nur kleine Veränderungen in unserem Alltag erforderlich, die ihn erträglicher und v. a. auch gesünder für uns machen.

Tipp 4: Bleiben Sie der Therapie treu

Wenn Sie wegen Ihrer aktuellen Beschwerden in ärztlicher oder physiotherapeutischer Behandlung sind, dann nutzen Sie diese Informationsquelle auch konsequent für Ihren Erfolg. Versuchen Sie, die Tipps und Ratschläge auch in die Tat umzusetzen. Je mehr Sie davon in Ihrem Tagesablauf integrieren, desto effektiver und schneller werden sich Ihre Symptome bessern. Retten Sie dabei die Tipps und Übungsvorschläge auch etwas länger über die Zeit. Führen Sie Ihr Übungsprogramm auch dann noch fort, wenn sich Ihre Beschwerden bereits gebessert haben oder sogar komplett verschwunden sind. Je länger Sie an den helfenden Übungen arbeiten, desto anhaltender und gründlicher wird der Erfolg sein.

Tipp 5: Salben, Gels und Medikamente

Die Wirkung einer medikamentösen Therapie bei Kniebeschwerden beschränkt sich darauf, den Schmerz zu reduzieren und die Entzündung zu hemmen. Eine Entzündung verursacht wiederum Schmerzen und somit ist der einzige Grund für eine Einnahme von Medikamenten ein starker und vor allem ein anhaltender Schmerz. Gleichwohl: Mit Medikamenten erreichen Sie keine grundlegende Veränderung an der Ursache Ihrer Beschwerden. Keine Tablette oder Salbe wird eine muskuläre Überbelastung oder einen Riss im Knorpel verschwinden lassen. Einzig unser Körper hat das Zeug dazu, Verletzungen zu heilen. Diese Selbstheilungskräfte sollten Sie unbedingt unterstützen und aktivieren.

Natürlich kann eine medikamentöse Schmerzunterdrückung in bestimmten Situationen hilfreich sein. Etwa bei der Ar-

Wie Salben wirken

Salben und Gels enthalten ebenfalls meist Wirkstoffe, um den Schmerz zu reduzieren und die Entzündung zu hemmen. Auch diese können Sie kurzfristig einsetzen. Da es sich um eine äußerliche Anwendung handelt, spielt die Fläche, auf der die Salbe (und damit auch der Wirkstoff) aufgetragen wird, eine entscheidende Rolle: Die Haut nimmt die Salbe in den Blutkreislauf auf und er verteilt die Substanz im Körper. Je größer die Fläche ist, desto mehr Salbe tragen Sie auf und desto mehr Wirkstoff wird über den Blutkreislauf aufgenommen.

beit, wenn man keine Möglichkeit sieht, sich krankschreiben zu lassen, um sich richtig auszukurieren. Jedoch: Eine medikamentöse Therapie sollte lediglich eine Möglichkeit für einen begrenzten Zeitraum sein. Da die Medikamente keine ursächliche Lösung bieten – und zudem mit einer ordentlichen Liste an Nebenwirkungen aufwarten –, sollte diese Therapie keine Dauerlösung für Sie sein. Suchen Sie nach Möglichkeiten, das Übel an der Wurzel zu packen. Finden Sie heraus, welche Ursachen und Gründe oder Auslöser Ihre Beschwerden haben und setzen Sie genau dort den Hebel an. Meist kommen Sie so Bewegungsstörungen, Überlastungen und Fehlhaltungen auf die Spur, denen Sie mit einem Übungsprogramm entspannt begegnen können. Nur durch Verhaltensänderungen und körperliche Aktivierung können Sie langfristig etwas verändern und die Beschwerden in den Griff bekommen.

Tipp 6: Kälte und Wärme einsetzen

Wärme und Kälte haben prinzipiell dasselbe Wirkschema: nämlich eine Mehrdurchblutung. Beispiel: Stecken Sie Ihre Hände im Winter in den Schnee. Der Effekt: Ihre Hände werden rot, wegen der einsetzenden Mehrdurchblutung. Ihr Körper registriert einen Temperaturabfall im Gebiet der Hände. Ihr Körper versucht nun, die Temperatur wieder anzugleichen, indem er in das »kalte« Gebiet der Hände mehr Blut schickt. Deshalb werden die Hände rot. Quasi eine Luxusdurchblutung mit Transport von Wärme in das unterkühlte Gebiet.

Bei Wärme ist der Mechanismus so: Legen Sie Ihre Hände unter ein warmes Kirschkernsäckchen aus der Mikrowelle oder unter eine mit warmem Wasser gefüllte Bettflasche. Wieder erscheint diese Rötung. Ihr Körper erkennt eine Überwärmung im Gebiet der Hände und möchte die Temperatur angleichen. Wiederum geschieht das zu einem großen Teil über den Blutkreislauf. Denn: Eine verstärkte Durchblutung kann auch dazu dienen, Wärme abzutransportieren. Genauso funktioniert dieser Temperaturkreislauf auch für die Knie. Zudem reduziert eine gesteigerte Temperaturschwankung (egal ob durch Kälte oder Wärme ausgelöst) die Schmerzwahrnehmung. Mit einem Eingriff in den Temperaturhaushalt können Sie also auch Ihre Schmerzschwelle nach oben verschieben. Das Ergebnis: Sie werden weniger Schmerzen wahrnehmen.

Kälte oft effektiver

Bei akuten Beschwerden hilft meist Kälte am besten. Sie reduziert den Schmerz und lässt das Gewebe abschwellen. Bei chronischen Beschwerden hilft oft Wärme. Auch sie reduziert die Schmerzen und entspannt die Muskeln. Testen Sie, was für Sie am besten ist.

Tipp 7: Seien Sie geduldig

Die beste Waffe und Ihr engster Verbündeter gegen Ihre Kniebeschwerden ist immer Ihr eigener Körper. Nutzen Sie das Potenzial Ihrer immensen Selbstheilungskräfte, aber bedenken Sie dabei immer: Wenn Sie Beschwerden haben, die Sie seit Jahren plagen, können die nicht innerhalb kürzester Zeit verschwinden. Gut Ding will bekanntlich Weile haben. Genauso verhält es sich mit akuten Verletzungen des Kniegelenks: Auch die benötigen ihre Zeit in der Wundheilung. Geben Sie Ihrem Körper und Ihren Knien die Zeit, die nötig ist, um eine vollständige (oder zumindest eine annähernd vollständige) Regeneration zu erlangen. Nur so haben Sie das bestmögliche Ergebnis und damit noch lange eine hohe Lebensqualität mit Ihren Knien.

Sportartspezifische Knieverletzungen

Das Kniegelenk ist häufig von direkten Verletzungen oder von sogenannten Überlastungsschäden betroffen. Bei den Verletzungen sind vor allem die das Gelenk stabilisierenden Strukturen, wie z. B. die Kreuzbänder, die Seitenbänder oder auch die Menisken betroffen. Infolge einer Überbelastung, die gerne durch eine zu hohe Trainingsbelastung oder auch durch neue Trainingsinhalte (oder neues Trainingsgerät: neue Laufschuhe) ohne entsprechende Vorbereitung auftreten, kommt es meist zu Reizungen/Entzündungen von Sehnen im Kniegelenkbereich (Patellarsehne, iliotibiales Band oder auch die Quadrizepssehne). Sportarten, die eine hohe Intensität bei »Start-Stopp«-Bewegungen aufzeigen (wie Tennis, Badminton, Basketball, Volleyball oder auch Handball), können besonders belastend für die Kniegelenke sein. In diesem Zusammenhang entstehen häufig sogenannte Überlastungsschäden an den Knien. Inlineskaten, Schlittschuhlaufen, Ski- und Snowboardfahren zeichnen sich vor allem durch eine höhere Anzahl von Verletzungen der Kniestrukturen aus. Auch der Laufsport (Joggen, Walking) hat eine enorme Belastung für die Kniegelenke zu bieten und ist häufiger Grund für eine Achillodynie (schmerzhafte Zustände der Achillessehne) und (Jliotibiales Bandsyndrom (Läuferknie wird hier gerne synonym benutzt).

Problemstellung	Sportarten	Häufige Diagnose
Überlastungsproblem	Joggen, Nordic Walking, Inlineskaten	Tibiakantensyndrom, Iliotibiales Bandsyndrom (Läuferknie), Achillodynie, Patellaspitzensyndrom
Verletzung	Skifahren, Snowboarden, Basketball, Inlineskaten, Eishockey, Handball, Fußball, Tennis, Badminton	Kreuzbandverletzungen (Ruptur, Teilruptur, Überdehnung), Bänderverletzungen von Innen- und Außenband (Ruptur, Teilruptur, Überdehnung), Meniskusverletzungen (Ruptur, Teilruptur, Kompressionsverletzung)

Service

Literatur

Bartrow K. **Blackroll – Faszientraining für ein rundum gutes Körpergefühl**. Stuttgart: TRIAS; 2014

Bartrow K. **Der Schmerzfreie Rücken**. Stuttgart: TRIAS; 2020

Feil W. **Die Dr.-Feil-Strategie – Arthrose und Gelenkschmerzen überwinden**. Kandern: Narayana; 2014

Fischer J. **Das Arthrose-Stopp-Programm**. Stuttgart: TRIAS; 2016

Fengler A. Der **kleine Knie-Coach.** . Stuttgart: TRIAS; 2009 Stuttgart: TRIAS; 2021

Merk J. **Übungen für Knie und Hüfte**. Stuttgart: Thieme; 2020

Sachverzeichnis

Bibliografische Information der Deutschen Nationalbibliothek
Die Deutsche Nationalbibliothek verzeichnet diese Publikation in der Deutschen Nationalbibliografie; detaillierte bibliografische Daten sind im Internet über http://dnb.d-nb.de abrufbar.

Programmplanung: Celestina Filbrandt
Redaktion: Sabine Josten, Bochum
Bildredaktion: Nadja Giesbrecht

Umschlaggestaltung: © Thieme

Layout: CYCLUS · Visuelle Kommunikation, Stuttgart

Bildnachweis:
Umschlagfoto und Fotos im Innenteil: Holger Münch, Stuttgart
Zeichnungen: S. 13, 15, 16, 38, 55: Schünke M, Schulte E, Schumacher U. PROMETHEUS LernAtlas, Grafiken: Voll M, und Wesker K; Thieme; 2005
Die abgebildeten Personen haben in keiner Weise etwas mit dem Thema zu tun.

2. Auflage 2022

TRIAS Verlag in Georg Thieme Verlag KG
Rüdigerstraße 14, 70469 Stuttgart, Germany
www.trias-verlag.de

Printed in Germany

Satz: Fotosatz Buck, Kumhausen
Repro: ludwig : media, Zell am See (Österreich)
Gesetzt in: Adobe InDesign CS6
Druck: Westermann Druck Zwickau GmbH, Zwickau

Gedruckt auf chlorfrei gebleichtem Papier

ISBN 978-3-432-11521-4 1 2 3 4 5 6

Auch erhältlich als E-Book:
eISBN (ePub) 978-3-432-11522-1

TRIAS, einer der führenden Ratgeberverlage im Bereich Gesundheit, gehört zur Thieme Gruppe, marktführender Anbieter medizinischer Fachinformationen und Services. Anspruch der Thieme Gruppe ist es, den im Gesundheitswesen tätigen Berufsgruppen sowie allen an Gesundheit Interessierten genau die Informationen und Angebote bereitzustellen, die sie in einer bestimmten Arbeitssituation oder Lebensphase benötigen. Durch die hohe Qualität und zielgruppenspezifische Relevanz der angebotenen Leistungen bereitet Thieme den Weg für eine bessere Medizin und mehr Gesundheit im Leben.

Thieme

Rundum
fit & entspannt

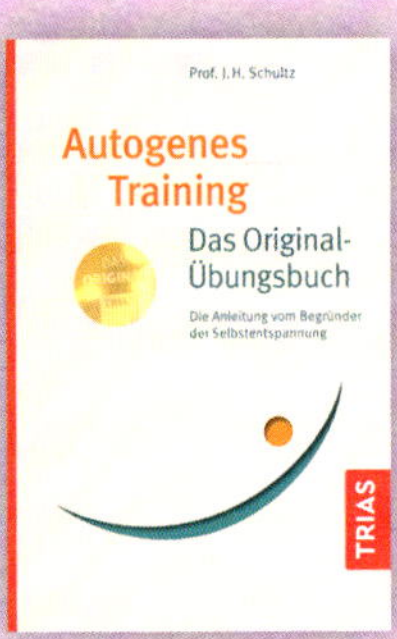

J.H. Schultz
Autogenes Training – Das Original-Übungsbuch

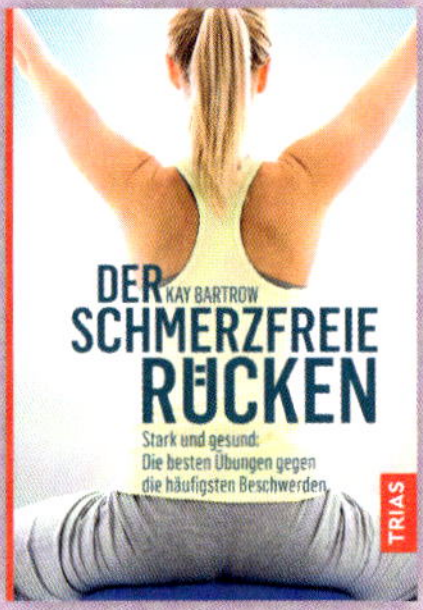

Kay Bartrow
Der schmerzfreie Rücken

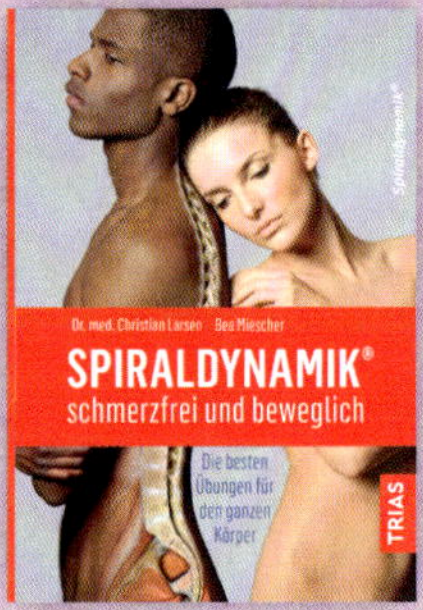

Christian Larsen, Bea Miescher
Spiraldynamik – schmerzfrei und beweglich

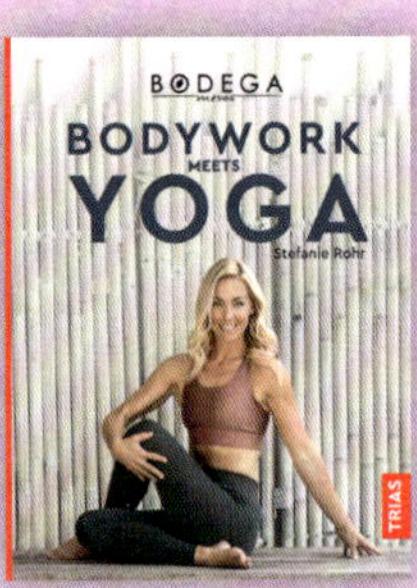

Stefanie Rohr
BODEGA moves® – Bodywork meets Yoga

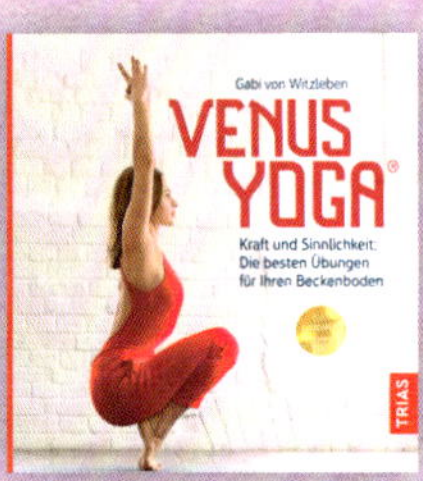

Gabi von Witzleben
Venus-Yoga

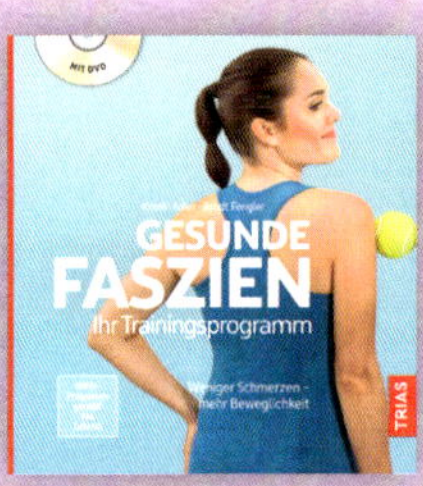

Kristin Adler, Arndt Fengler
Gesunde Faszien – Ihr Trainingsprogramm

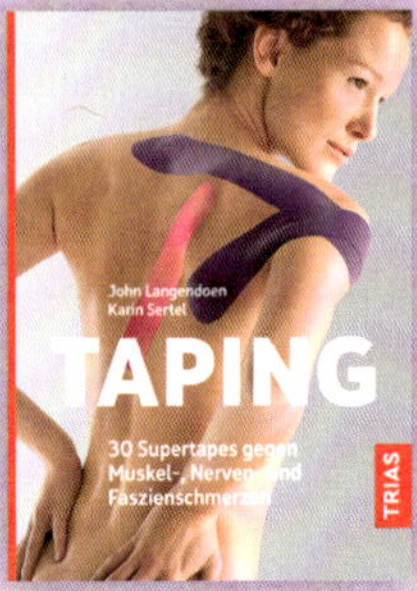

John Langendoen/Karin Sertel
Das Taping-Selbsthilfe-Buch

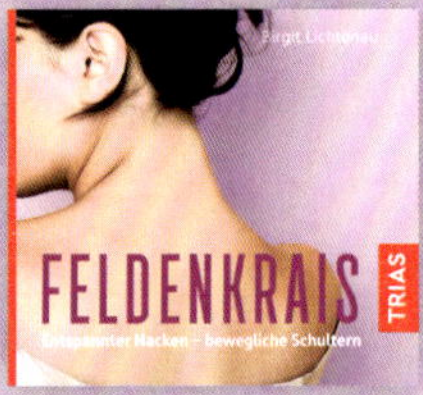

Birgit Lichtenau
Feldenkrais: Entspannter Nacken – bewegliche Schultern (Hörbuch)

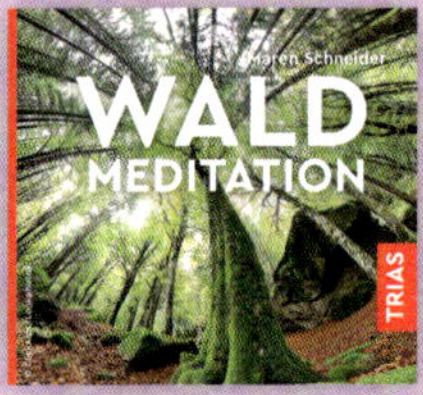

Maren Schneider
Wald-Meditation (Hörbuch)

Auch erhältlich als E-Book!

Mehr Bücher finden Sie hier:
www.trias-verlag.de

TRIAS

Schlank mit TRIAS

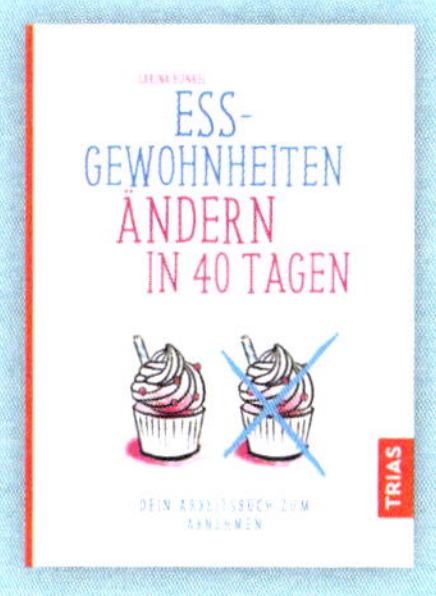

Sarina Hunkel
Ess-Gewohnheiten ändern in 40 Tagen

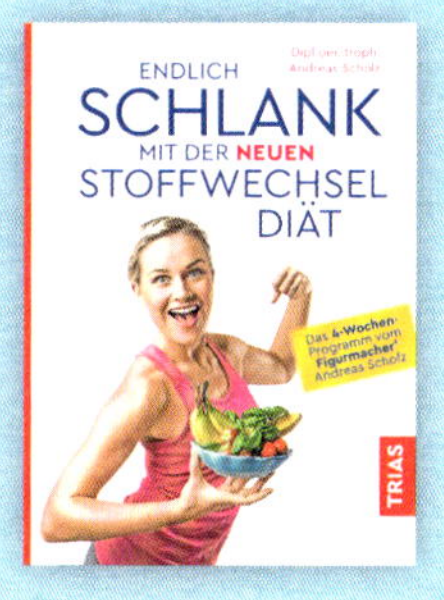

Andreas Scholz
Endlich schlank mit der Stoffwechselkur

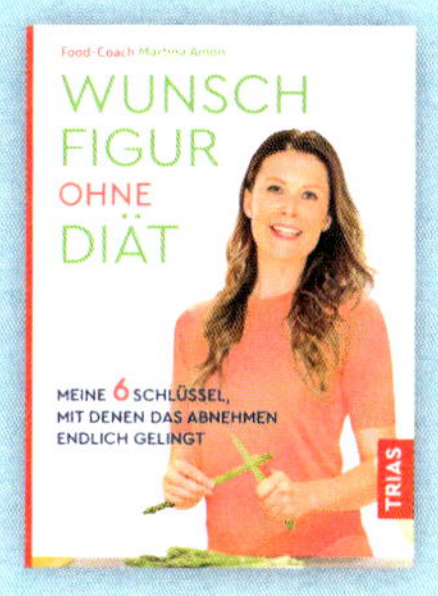

Martina Amon
Wunschfigur ohne Diät

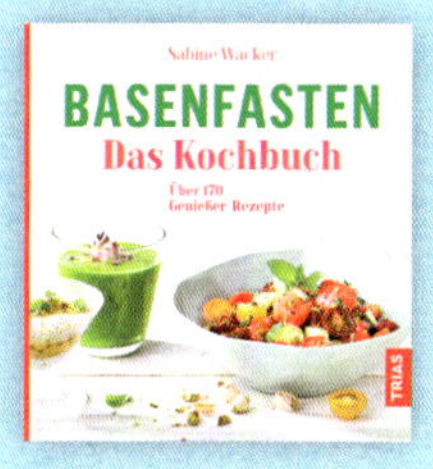

Sabine Wacker
Basenfasten – Das Kochbuch

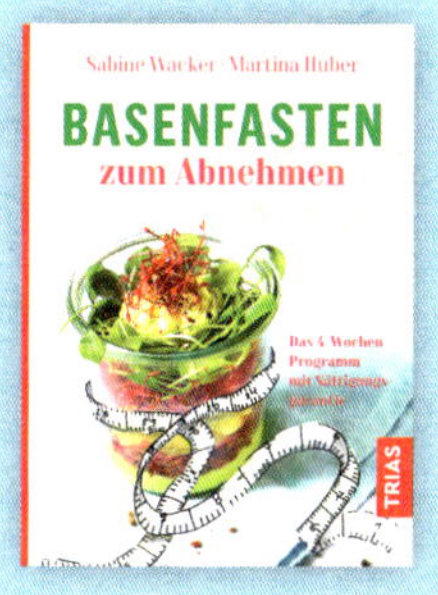

Sabine Wacker, Martina Huber
Basenfasten zum Abnehmen

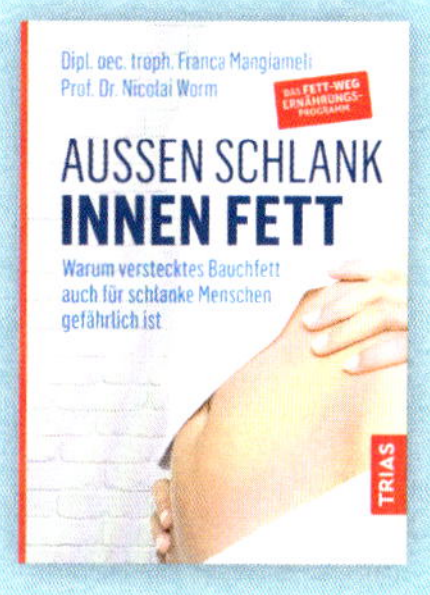

Franca Mangiameli,
Nicolai Worm
Außen schlank – innen fett

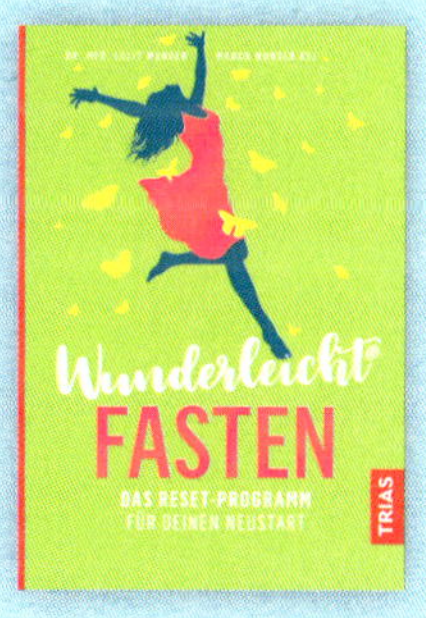

Lulit Wunder, Mabon Wunder
Wunderleicht® Fasten

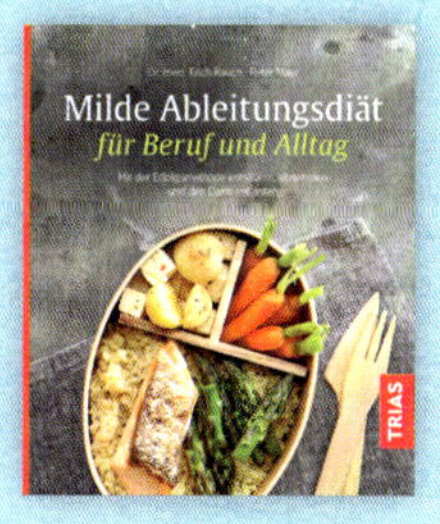

Erich Rauch/Peter Mayr
Die milde Ableitungsdiät für Beruf und Alltag

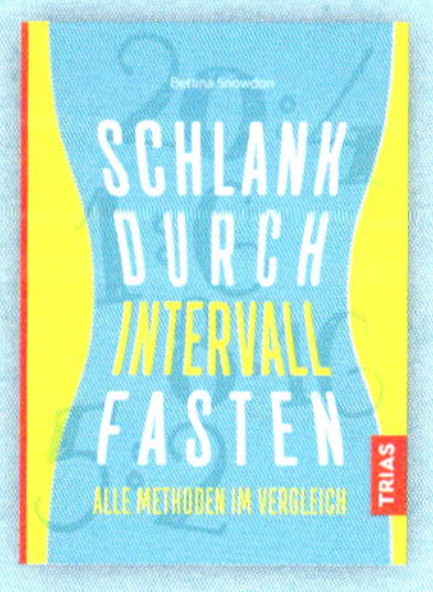

Bettina Snowdon
Schlank durch Intervallfasten

Auch erhältlich als E-Book!

Mehr Bücher finden Sie hier:
www.trias-verlag.de